Antonio Jaimez

Massaggio Sportivo, La Guida Completa

La scienza alla base del recupero accelerato e delle massime prestazioni

Questo libro è destinato esclusivamente a scopi informativi generali e non deve essere considerato un consiglio legale, finanziario, medico o professionale di alcun tipo. Il contenuto di questo libro è fornito solo a scopo educativo e informativo e non garantisce l'accuratezza, la completezza o l'applicabilità delle informazioni presentate.

L'autore e l'editore non sono responsabili per qualsiasi azione intrapresa dal lettore sulla base delle informazioni contenute in questo libro. Si consiglia ai lettori di rivolgersi a professionisti competenti prima di prendere decisioni o agire sulla base delle informazioni presentate in questo libro.

L'autore e l'editore di questo libro hanno compiuto sforzi ragionevoli per garantire l'accuratezza e l'affidabilità delle informazioni fornite in questo libro. Tuttavia, non viene fornita alcuna garanzia circa l'accuratezza o la completezza delle informazioni contenute in questo libro. L'autore e l'editore non si assumono alcuna responsabilità per eventuali errori od omissioni nel contenuto, nonché per eventuali perdite, danni o lesioni che possano derivare dall'uso delle informazioni contenute in questo libro.

Tutti i marchi di fabbrica, i marchi di servizio, i nomi commerciali, i nomi dei prodotti e i loghi che compaiono in questo libro sono di proprietà dei rispettivi titolari. L'uso di tali marchi, marchi di servizio, nomi commerciali, nomi di prodotti e loghi non implica alcuna affiliazione, sponsorizzazione, approvazione o affiliazione con l'autore e l'editore di questo libro. I titolari dei marchi non si assumono alcuna responsabilità per i contenuti di questo libro.

Tutti i diritti sono riservati. Nessuna parte di questo libro può essere riprodotta, memorizzata in un sistema di recupero o trasmessa in qualsiasi forma o con qualsiasi mezzo, elettronico, meccanico, di fotocopiatura, di registrazione o altro, senza la previa autorizzazione scritta del titolare del copyright.

Vuoi entrare in contatto direttamente con Antonio Jaimez ed essere tra i primi a conoscere le sue ultime uscite e a scoprire le opere a cui sta segretamente lavorando? Entrate a far parte dell'esclusiva comunità di Facebook riservata ai soli membri e diventate parte di un gruppo di contatto diretto con Antonio Jaimez. Potrete lasciare i vostri commenti e le vostre proposte per migliorare le sue opere e saranno ascoltati. Potrete interagire con la comunità e ricevere contenuti gratuiti e promozioni esclusive che Antonio condividerà gentilmente con i suoi membri.

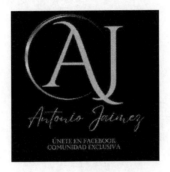

Cliccate su questo link per accedere al gruppo privato di Facebook:

www.facebook.com/groups/antoniojaimezoficial/

Oppure scansionate il codice QR qui sotto:

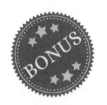

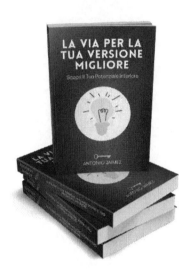

Caro lettore, puoi vincere un buono regalo Amazon e un libro complementare alla lettura principale lasciando la tua recensione di questo libro tramite il codice QR qui sotto, oppure utilizzando questo link: https://bit.ly/antoniojaimezit-2

Prefazione: L'universo sotto la pelle: uno sguardo approfondito sul massaggio sportivo

Benvenuti! Sono lieto che abbiate deciso di intraprendere questo emozionante viaggio nell'affascinante mondo del massaggio sportivo. Sono Antonio Jaimez e non potrò mai esprimere abbastanza la mia gioia per il fatto che abbiate scelto questo libro per arricchire la vostra comprensione di un argomento che non è solo la mia specialità professionale, ma anche la mia passione.

La decisione di acquistare questo libro non è solo saggia, ma riflette anche il vostro desiderio di imparare e crescere. In un mondo in cui le informazioni sono a portata di clic, la scelta di un libro tradizionale dimostra un impegno incrollabile verso la profondità della conoscenza e la verità scientifica.

Sono felice che mi permettiate di guidarvi in questo viaggio. Da oltre vent'anni dedico la mia vita alla ricerca e alla pratica del massaggio sportivo. Il mio obiettivo è sempre stato quello di aiutare le persone a migliorare le loro prestazioni fisiche e, di conseguenza, la loro qualità di vita. Il mio impegno in questo campo è la prova della mia dedizione ad aiutare gli altri e credo che sia proprio questo amore per il lavoro che si riflette maggiormente nelle pagine che avete davanti.

In questo tour vi presenterò una nuova prospettiva del massaggio sportivo. Vi mostrerò come si intreccia con l'anatomia, la fisiologia, la biomeccanica, la salute mentale e persino la tecnologia. Attraverso capitoli dettagliati, esploreremo tutto, dall'influenza del massaggio sul sistema immunitario al suo ruolo nella gestione dello stress e del dolore cronico. Vi inviterò a conoscere a fondo nuove tecniche e strumenti, alcuni dei quali potrete iniziare ad applicare nella vostra routine quotidiana.

Vi prometto che, una volta terminata la lettura di questo libro, non solo avrete una comprensione molto più approfondita del massaggio sportivo, ma porterete con voi un arsenale di conoscenze pratiche. Sono convinto che queste nuove conoscenze possano avere un impatto positivo e duraturo sulla vostra vita, sia che vogliate migliorare le vostre prestazioni sportive, sia che vogliate aiutare qualcun altro a farlo, sia che vogliate semplicemente capire meglio il vostro corpo e il suo potenziale.

Vi invito quindi a prendervi il vostro tempo, a esplorare ogni capitolo con curiosità e mente aperta. Vi assicuro che i benefici derivanti dal completamento di questa lettura saranno enormi, non solo in termini di conoscenze acquisite, ma anche di crescita personale ed emotiva.

Vi ringrazio in anticipo per avermi permesso di farvi da guida in questo viaggio. E ricordate, non si tratta solo di ciò che imparate, ma di come utilizzate queste conoscenze per migliorare la vostra vita e quella di coloro che vi circondano.

Ci vediamo alla fine del tour!

Antonio Jaimez

Capitolo 1: La connessione corpo-mente: Il ruolo del massaggio sportivo nella salute olistica

Avete mai pensato al rapporto tra la vostra mente e il vostro corpo? Avete mai pensato a quanto l'una influenzi l'altro e viceversa? Se no, e se vi dicessi che questa connessione mente-corpo potrebbe essere la chiave per sbloccare prestazioni ottimali nella vostra vita sportiva e generale? Siete pronti a scoprirlo?

Questo non è solo un capitolo, è un viaggio, una sfida per svelare una delle relazioni più complesse e affascinanti del nostro essere: la sinergia mente-corpo. E lasciatemi dire che quest'avventura sta per diventare ancora più emozionante quando presenteremo un ospite speciale, un ponte che collega questi due mondi in modi che stiamo appena iniziando a comprendere: il massaggio sportivo. Interessante, vero?

Prima di andare avanti, lasciate che vi contestualizzi: ricordate la sensazione di tensione alle spalle dopo una giornata particolarmente stressante? O quella soddisfazione che vi assale dopo un buon allenamento, con la sensazione di avere il mondo ai vostri piedi? Entrambi sono esempi perfetti di come la mente e il corpo interagiscano costantemente, influenzandosi a vicenda in modi di cui a volte non siamo nemmeno consapevoli. Ma cosa c'entra il massaggio sportivo con tutto questo?

E qui la trama si infittisce. Il massaggio sportivo non riguarda solo i muscoli, i tendini o l'alleviamento delle tensioni fisiche. Va oltre. Può funzionare come un potente catalizzatore per rafforzare la connessione mente-corpo, aiutandovi a liberare il vostro vero potenziale, sia in campo che in palestra o nella vita di tutti i giorni.

Potrebbe sembrare che io stia correndo troppo, sopravvalutando il ruolo del massaggio sportivo nella vostra salute generale. Ma se vi dicessi che sempre più studi scientifici confermano queste affermazioni e che la vostra esperienza alla fine di questo percorso è la prova definitiva che ne vale la pena?

Fin dalla notte dei tempi, le culture di tutto il mondo hanno riconosciuto l'importanza di una mente e di un corpo sani per ottenere prestazioni ottimali. Oggi, tuttavia, viviamo in un'epoca in cui la medicina e la scienza hanno notevolmente convalidato e ampliato questa antica saggezza. Siamo sempre più consapevoli che le componenti fisiche e mentali della nostra salute sono intricate, si alimentano e si rafforzano a vicenda in un ciclo costante di interazione.

La domanda chiave è: come possiamo sfruttare questa interazione a nostro vantaggio? Come possiamo usarla per massimizzare le nostre prestazioni e il nostro benessere? Queste sono le domande che esploreremo in questo capitolo. E, credetemi, il viaggio promette di essere entusiasmante. Assicuratevi di portare con voi una mente aperta e la volontà di scoprire e imparare. Perché, se siete disposti ad accettarlo, questo viaggio potrebbe cambiare il modo in cui vedete voi stessi, le vostre prestazioni atletiche e la vostra salute in modi incredibilmente potenti.

Avete mai sentito parlare di psiconeuroimmunologia? Sì, è una parola lunga, ma essenziale per comprendere il nostro viaggio. È il campo di studi che dipana i fili che collegano le nostre emozioni, i pensieri, il sistema nervoso e il sistema immunitario. È la scienza che spiega perché lo stress può farci ammalare fisicamente o come una mentalità positiva può contribuire ad accelerare il nostro recupero fisico.

Il dottor Robert Ader, uno dei pionieri della psiconeuroimmunologia, ha stabilito con le sue ricerche che i fattori emotivi e psicologici possono avere un impatto diretto sulla nostra salute fisica. Nella sua opera Psychoneuroimmunology (1981), Ader esplora come i processi biologici e psicologici interagiscano continuamente, influenzando la nostra capacità di guarire, di funzionare e di rimanere in salute.

Ma cosa c'entra tutto questo con il massaggio sportivo? È qui che entrano in gioco i nostri amati massaggiatori. Attraverso l'applicazione di varie tecniche di massaggio, questi professionisti non lavorano solo sugli aspetti fisici del corpo, ma possono anche contribuire a migliorare la risposta mentale ed emotiva attraverso il rilassamento, lo scioglimento delle tensioni e il miglioramento della percezione del proprio corpo.

L'esperto di massaggio sportivo Jack Meagher, nel suo libro "Sportsmassage" (1980), ha avanzato l'idea che la tensione muscolare può essere un riflesso della tensione mentale ed emotiva. Attraverso il massaggio, possiamo sciogliere queste tensioni, migliorando così non solo le prestazioni fisiche, ma anche la chiarezza mentale e il benessere emotivo. Impressionante, non è vero?

Ma c'è di più, molto di più. Il massaggio sportivo può svolgere un ruolo cruciale nella preparazione e nel recupero degli atleti. Consideriamo il lavoro di Tiffany Field, direttrice del Touch Research Institute dell'Università di Miami, che ha dedicato la sua carriera alla ricerca sui benefici del tocco terapeutico. Field ha scoperto che il massaggio può ridurre l'ansia, migliorare l'umore e persino le funzioni cognitive. Nel suo libro "Touch" (2003), l'autrice suggerisce che il massaggio può essere uno strumento prezioso per aiutare gli atleti a prepararsi mentalmente ed emotivamente alle competizioni e a recuperare dopo.

Ecco, quindi, che il benessere non è solo fisico, ma anche mentale, di consapevolezza e di legame tra corpo e mente. Non si tratta solo di benessere fisico, ma di un miglioramento dello stato d'animo, di una maggiore consapevolezza corporea e di un rafforzamento del legame tra corpo e mente. Tutto questo attraverso il potere delle mani di un'esperta massaggiatrice. Pensate ancora che il massaggio sia solo per i muscoli stanchi? Bene, vi invito a seguirmi. Perché stiamo appena iniziando a svelare l'incredibile universo del massaggio sportivo e il suo ruolo nella vostra salute generale.

Ora, lasciate che vi accompagni in un viaggio immaginario. Immaginate di essere un atleta che sta per partecipare alla gara più importante della sua vita. La vostra mente è inondata di emozioni: ansia, eccitazione, paura, anticipazione. E se vi dicessi che esiste uno strumento potente, a portata di mano, che può aiutarvi a gestire tutto questo e a prepararvi a dare il meglio di voi stessi? Questo strumento è il massaggio sportivo.

Pensateci. Prima della gara, le mani esperte della massaggiatrice lavorano sui muscoli, sciogliendo le tensioni e preparandoli alla sfida che li attende. Man mano che il massaggio prosegue, iniziate a sentire l'ansia diminuire, i pensieri diventare più chiari. Il corpo e la mente si sentono più connessi, più preparati. Ora siete pronti ad affrontare la sfida. Ma non è tutto.

Dopo la gara, il corpo è esausto, i muscoli sono indolenziti, la mente è esausta. Ancora una volta, entra in gioco il massaggiatore. Attraverso tecniche specifiche, aiuta i muscoli a recuperare, facilita l'eliminazione delle tossine, aiuta a ridurre il dolore e l'infiammazione. Ma c'è dell'altro, qualcosa che non si vede ma si sente. Mentre si riceve il massaggio, si prova un senso di benessere, di calma. La mente si rilassa, le emozioni si stabilizzano. Ci si sente in pace.

Non si tratta di uno scenario ipotetico. È qualcosa che gli atleti di tutto il mondo sperimentano regolarmente. Ricerche, come quella condotta nel 2010 dal dottor Mark Rapaport della Emory University, hanno dimostrato che anche un solo massaggio completo può avere effetti notevoli sul nostro sistema biochimico, come ridurre gli ormoni dello stress e favorire il rilascio di dopamina e serotonina, neurotrasmettitori che ci aiutano a sentirci bene.

Anche se abbiamo parlato molto del ruolo del massaggio per la salute e le prestazioni degli atleti, non fatevi illusioni. Non si tratta di un beneficio riservato solo agli atleti. La bellezza del massaggio sportivo sta nella sua adattabilità. Che siate atleti d'élite, appassionati di sport o semplicemente desiderosi di migliorare la vostra salute e il vostro benessere, il massaggio sportivo ha qualcosa da offrirvi. La domanda è: siete pronti a scoprirlo?

Perché vedete, anche se le mani di una massaggiatrice possono fare miracoli, alla fine della giornata siete voi che avete il controllo. Sì, siete voi. Avete il potere di sfruttare questi benefici, di agire per migliorare la vostra salute e le vostre prestazioni. Ma per farlo, avete bisogno di informazioni, di capire come funziona il tutto. E questo, amico mio, è esattamente ciò che siamo qui a esplorare.

Allora, siete pronti ad andare avanti? Siete pronti ad addentrarvi ancora di più nell'affascinante mondo del massaggio sportivo e a scoprire come può aiutarvi a raggiungere il vostro massimo rendimento? Siete pronti a imparare ad ascoltare il vostro corpo, a curarlo, a onorarlo? Perché questa, caro lettore, è l'essenza del massaggio sportivo.

Ma prima di andare avanti, vorrei ricordarvi una cosa. Siete arrivati fino a qui, fino a questo punto del cammino, non perché siete stati spinti, ma perché avete scelto di farlo. Avete scelto di aprire questo libro. Avete scelto di leggere queste parole. Hai scelto di imparare. E questo, amico mio, è qualcosa di veramente prezioso.

Ricordate sempre questo: il percorso di apprendimento è un viaggio, non una destinazione. C'è tanto da scoprire, tanto da imparare. E ogni passo che fate in questo viaggio, ogni nuova idea che esplorate, ogni nuova conoscenza che acquisite, è una vittoria in sé.

Ora, alcune delle cose che abbiamo discusso finora potrebbero essere nuove per voi. Alcune idee possono mettere in discussione ciò che pensavate di sapere. Alcune possono essere eccitanti. Altre potrebbero lasciare perplessi. E va bene così. È così che ci si sente a crescere. È così che ci si sente quando si impara.

E questo, caro lettore, è proprio il nostro compito. Non siamo qui per darvi risposte definitive, per dirvi come dovete vivere la vostra vita. Siamo qui per esplorare, mettere in discussione, imparare. Insieme.

Nei prossimi capitoli ci addentreremo nel meraviglioso mondo del massaggio sportivo. Esploreremo la scienza che ne sta alla base, per capire come e perché funziona. Impareremo a conoscere le diverse tecniche e a capire come possono giovare a diversi aspetti della nostra salute e delle nostre prestazioni. Scopriremo come il massaggio può aiutarci ad affrontare sfide specifiche, come il dolore cronico o la fibromialgia. Parleremo dell'etica del tocco, di come navigare nelle acque dell'intimità e della professionalità. E questo è solo l'inizio.

Allora, cosa ne pensate, siete pronti ad andare avanti, siete pronti a continuare il vostro viaggio nella meravigliosa terra del massaggio sportivo? Perché se lo siete, vi prometto che sarà un viaggio pieno di scoperte, di apprendimento, di crescita. E alla fine del percorso, troverete qualcosa che vale più di qualsiasi medaglia o trofeo: la salute, il benessere e la soddisfazione che derivano dal prendersi cura di sé, dall'ascoltare il proprio corpo, dall'onorarlo.

Vi invito quindi a continuare, a continuare a leggere, a continuare a imparare. Il prossimo capitolo, "L'arte del tocco: anatomia e fisiologia dei tessuti molli", vi aspetta, desideroso di svelarvi i suoi segreti. Vi unirete all'avventura? Perché, dopo tutto, questo è solo l'inizio del nostro viaggio insieme - andiamo avanti!

Capitolo 2: L'arte del tatto: anatomia e fisiologia dei tessuti molli

Vi siete mai chiesti perché un semplice tocco può provocare così tante sensazioni nel vostro corpo? Com'è possibile che il tocco di mani esperte possa sciogliere tensioni, alleviare dolori, migliorare le vostre prestazioni atletiche e persino, in alcuni casi, facilitare la guarigione? Ebbene, caro lettore, stai per scoprirlo.

Quello che di solito chiamiamo "tatto" è in realtà un intricato sistema di comunicazione che permette al nostro corpo di interagire con il mondo esterno. È attraverso questo sistema che possiamo sentire il calore del sole sulla pelle, la morbidezza della seta, la durezza della pietra, il sollievo di un massaggio ben eseguito. Ma come funziona questo sistema, come è possibile che un semplice tocco possa produrre nel nostro corpo risposte così varie e potenti?

Per rispondere a queste domande, dobbiamo addentrarci in quella meravigliosa e complessa macchina che è il nostro corpo. Dobbiamo parlare di anatomia e fisiologia, di come le diverse strutture del nostro corpo lavorano insieme per permetterci di sperimentare il mondo attraverso il tatto. Siete pronti per questa emozionante avventura? Siete pronti a scoprire l'arte del tatto? Perché questo, amico mio, è proprio quello che siamo venuti a fare.

In questo capitolo esploreremo l'anatomia e la fisiologia dei tessuti molli, quelle affascinanti strutture che permettono al nostro corpo di muoversi, sentire e reagire. Scopriremo come muscoli, tendini, legamenti, fasce e pelle lavorano insieme per permetterci di sperimentare il tatto. Impareremo a conoscere i diversi tipi di recettori sensoriali presenti in questi tessuti, a capire come trasmettono le informazioni al sistema nervoso e come il nostro cervello interpreta questi segnali per creare la nostra esperienza del tatto.

Vi siete mai chiesti perché certe zone del corpo sono più sensibili al tatto rispetto ad altre, o perché il dolore di un dito del piede inciampato sembra viaggiare alla velocità della luce fino al cervello, o ancora come certi tipi di massaggio possono aiutare a sciogliere tensioni in zone del corpo che non sapevate nemmeno fossero tese? Se è così, questo capitolo è fatto per voi.

Perché capire come funziona il nostro corpo è il primo passo per potersene prendere cura al meglio. E questo, amico mio, è proprio il nostro scopo. Preparatevi quindi a un viaggio affascinante nel meraviglioso mondo dell'anatomia e della fisiologia dei tessuti molli. Preparatevi a scoprire l'arte del tocco. Siete pronti? Eccoci qua.

Inizieremo con una delle strutture più affascinanti e vitali del nostro corpo: i muscoli. Oltre a permetterci di muoverci e di compiere ogni azione, questi tessuti molli nascondono un proprio universo di sensibilità e di reazione.

Quando si parla di muscoli, la prima cosa che viene in mente è la loro capacità di contrarsi e rilassarsi, consentendoci di muovere il corpo a piacimento. Ma i muscoli non sono solo agenti di movimento, sono anche agenti di sensibilità. Ricordate l'ultima volta che vi siete massaggiati il collo dopo una lunga giornata di lavoro o la sensazione di relax e benessere che provate durante e dopo un massaggio sportivo? Questa, amico mio, è la sensibilità dei tuoi muscoli in azione.

Come ha osservato F. Netter nel suo "Atlante di anatomia umana" (2018), ogni muscolo è pieno di terminazioni nervose che captano un'ampia varietà di stimoli, dal tocco più delicato al dolore più intenso. Questi stimoli vengono trasmessi al cervello attraverso il sistema nervoso, consentendoci di provare sensazioni di tatto, pressione, calore, freddo, dolore e, naturalmente, piacere.

Ma cosa succede quando queste sensazioni sono alterate? Cosa succede quando un muscolo si tende e non si rilassa, quando il dolore diventa cronico, quando il minimo tocco diventa una tortura? La risposta a queste domande ci porta a un altro affascinante tessuto molle: la fascia.

La fascia, come descritto da J.A. Oschman in "Energy Medicine: The Scientific Basis" (2000), è una struttura tridimensionale che avvolge e collega tutte le parti del nostro corpo, dai muscoli e dalle ossa agli organi interni. In termini di sensibilità, la fascia è una vera e propria miniera d'oro. Non solo contiene recettori sensoriali che captano gli stimoli del tatto, della pressione e del dolore, ma anche recettori che rispondono alle variazioni di temperatura, tensione e pH. Impressionante, vero?

Sapevate che una fascia tesa o aderente può causare dolore, limitare la mobilità e alterare il funzionamento degli organi interni? Sapevate che un buon massaggio può aiutare a sciogliere queste tensioni e a migliorare il vostro benessere?

Pensate ora per un attimo a ciò che abbiamo appena scoperto. Come un semplice tocco possa innescare una cascata di reazioni nel nostro corpo. Come la comprensione del nostro corpo possa aiutarci a prendercene cura meglio. Affascinante, non è vero? E questo, amico mio, è solo l'inizio. Pronti a proseguire? Pronti a continuare a esplorare il meraviglioso mondo dell'arte del tocco? Ecco qui.

Come influisce tutto questo sul massaggio sportivo? Lasciate che vi dipinga un'immagine. Immaginate di essere un corridore di lunga distanza. Passate ore e ore ad allenarvi, spingendo i muscoli al limite, affrontando la resistenza del vento e le asperità del manto stradale. I muscoli lavorano instancabilmente, contraendosi e rilassandosi in continuazione, mentre la fascia agisce come una rete elastica, assorbendo l'impatto e permettendovi di muovervi in modo fluido ed efficiente.

Ora, dopo una corsa particolarmente intensa, potreste sentire i vostri muscoli tesi, rigidi e doloranti. Questa sensazione, caro amico, è ciò che gli esperti chiamano indolenzimento muscolare a insorgenza ritardata (DOMS). Si tratta di una normale risposta infiammatoria al sovraccarico muscolare che si verifica durante un esercizio fisico intenso.

In questa situazione, un massaggio sportivo può essere di grande aiuto. Come descritto da J.C. Andersen nel suo libro "Stretching Before and After Sports" (2005), il massaggio può alleviare la tensione muscolare, migliorare la circolazione sanguigna e linfatica, favorire l'eliminazione delle scorie metaboliche e stimolare la rigenerazione dei tessuti. In altre parole, può aiutare a recuperare più velocemente e a migliorare le prestazioni.

È sorpreso? Non dovrebbe. Dopo tutto, stiamo parlando della magia del tocco, del potere del massaggio di connettersi con il corpo a un livello profondamente intimo e personale.

E se vi dicessi che questa è solo la punta dell'iceberg? Cosa pensereste se vi dicessi che, oltre a tutto questo, il massaggio può aiutarvi a prevenire gli infortuni, a migliorare la flessibilità, ad aumentare la consapevolezza del vostro corpo e persino a migliorare la vostra salute mentale ed emotiva?

Questo è un aspetto che T. Myers ha illustrato magistralmente nella sua opera "Anatomy Trains" (2001), quando ha sottolineato l'importanza del massaggio e del lavoro sul corpo nel mantenere un sano equilibrio tra tensione e lassità nel corpo, permettendoci di muoverci in modo più libero ed efficiente.

Ma non è tutto. Nelle prossime sezioni sveleremo sempre di più su questa straordinaria disciplina, scoprendo il suo vero potere, il suo vero valore. Quindi tenete la mente aperta, tenete gli occhi ben aperti, perché questo viaggio è solo all'inizio.

Sono entusiasta di essere qui con voi, di farvi da guida in questo emozionante viaggio verso la comprensione del vostro corpo. Siete pronti ad andare avanti, pronti a immergervi ancora di più in questo affascinante mondo dell'arte del tocco? Perché io sono pronto, se lo siete anche voi? Diamoci da fare!

E così, senza ulteriori indugi, arriviamo alla vera essenza del massaggio sportivo: la connessione. Perché è attraverso il tocco, attraverso il contatto diretto tra il terapeuta e l'atleta, che si produce questa meravigliosa simbiosi di benessere e di prestazioni ottimali.

Vorrei citare David G. Simons, uno dei padri della terapia dei punti trigger, che nel suo lavoro "Travell & Simons' Myofascial Pain and Dysfunction" (1983) ha descritto accuratamente come il rilascio dei punti trigger attraverso il massaggio possa migliorare significativamente la funzione muscolare e ridurre il dolore.

Sì, il massaggio sportivo è uno strumento potente, una gemma nascosta nel mondo delle prestazioni sportive. Ma sapevate che può essere anche di più?

Faccio una confessione: una delle cose che amo di più del massaggio è la sua versatilità. E il fatto è che, al di là dei muscoli, dei legamenti e della fascia, c'è qualcos'altro in gioco. Mi riferisco alle emozioni, allo stress e all'ansia.

Avete mai sentito il vostro carico emotivo alleggerirsi dopo un buon massaggio, come le preoccupazioni si sciolgono, anche se solo per un breve momento, mentre sprofondate in quella deliziosa sensazione di relax e pace?

È questo potente effetto sulla nostra mente che rende il massaggio uno strumento così prezioso. Come sottolinea Robert Schleip in "Fascia: The Tensional Network of the Human Body" (2012), il massaggio può avere un impatto significativo sulla nostra salute mentale, riducendo i livelli di stress e ansia, favorendo il rilassamento e migliorando la qualità della vita.

Ma non prendete per buone le mie parole. Nel prossimo incontro sveleremo i misteri del dolore, fedele compagno di molti atleti, e come il massaggio sportivo svolga un ruolo fondamentale nella sua gestione.

Questo è il viaggio che ci aspetta, una strada piena di scoperte e sorprese, di sfide e trionfi. Vi prometto che sarà un viaggio indimenticabile, che cambierà il vostro modo di vedere e comprendere il mondo delle prestazioni sportive. Allora, siete pronti ad andare avanti, a fare il prossimo passo?

Spero che la risposta sia un sonoro sì, perché mi fido di voi, della vostra curiosità, del vostro desiderio di imparare e crescere. Vi prometto che ogni pagina, ogni parola, ogni idea che condivideremo insieme ne varrà la pena.

E ora, con il sorriso sulle labbra e la promessa di un domani pieno di scoperte, vi invito ad andare avanti. Vi invito a unirvi a me in questo affascinante viaggio nel mondo del massaggio sportivo. Perché, in fin dei conti, questo è il nostro viaggio, il nostro percorso verso una performance ottimale.

Ci vediamo nel prossimo capitolo, dove il dolore incontra il sollievo e la speranza.

Capitolo 3: Chi ha detto dolore: svelare il mistero della fibromialgia e il suo rapporto con il massaggio

Il dolore. Quella sensazione che, in misura maggiore o minore, tutti abbiamo provato in un momento o nell'altro. Un brusco risveglio, una scossa che ci strappa dal comfort dell'ignoranza e ci proietta nel mondo della realtà. E se vi dicessi che il dolore, questo apparente nemico, è in realtà un alleato, un maestro silenzioso che ci parla in una lingua che spesso siamo restii a comprendere?

Parafrasando M. Scott Peck in "La strada meno battuta" (1978), il dolore è una parte inevitabile della vita. Ma ciò che differenzia coloro che si riprendono da coloro che affondano è la loro capacità di ascoltare e imparare dal dolore. Proprio così, amico lettore, il dolore non è il nemico; il nemico è la nostra resistenza ad affrontarlo.

Tra tutti i dolori, forse uno dei più incompresi e impegnativi è la fibromialgia, un disturbo cronico caratterizzato da dolore muscolo-scheletrico diffuso, affaticamento e tensione in aree specifiche del corpo. Ma cosa sappiamo veramente della fibromialgia e come colpisce chi ne soffre? E soprattutto, come possiamo utilizzare il massaggio sportivo per migliorare la loro qualità di vita?

La fibromialgia, secondo la definizione dell'American College of Rheumatology (ACR), è una condizione in cui il dolore si manifesta in più regioni del corpo per almeno tre mesi ed è spesso accompagnato da affaticamento, disturbi del sonno, problemi di memoria e cambiamenti di umore.

Ma vi siete mai fermati a pensare a cosa significhi vivere con la fibromialgia? Immaginate il dolore costante, la stanchezza che sembra non finire mai, il sonno che non è mai riposante? Ora, immaginate di conviverci giorno dopo giorno, anno dopo anno. Per le persone affette da fibromialgia, questa è la loro realtà.

Tuttavia, è qui che entra in gioco il massaggio sportivo. In questo capitolo esploreremo come il massaggio possa essere un potente strumento per alleviare il dolore della fibromialgia, migliorare la qualità del sonno e, in definitiva, migliorare la qualità della vita di chi soffre di fibromialgia.

Sembra un compito scoraggiante? Forse lo è. Ma non è forse nelle sfide che troviamo le nostre più grandi vittorie? Come ha detto lo scrittore Robert H. Schuller, "i problemi non sono punizioni, sono linee guida". Allora, siete pronti a raccogliere questa sfida e a esplorare l'affascinante mondo del massaggio e della fibromialgia?

Prima di proseguire, voglio che vi poniate una domanda: come potrebbe cambiare la vostra vita, o quella di qualcuno che amate, se trovaste un modo per alleviare il dolore della fibromialgia? Pensateci, rifletteteci, perché in questo capitolo sveleremo i segreti del massaggio sportivo e il suo rapporto con questa difficile condizione.

Allora, a che punto siamo? Siamo sulla soglia di un viaggio attraverso il labirinto della fibromialgia, un viaggio in cui sfideremo i miti e scopriremo le verità. Siete pronti a intraprendere questo viaggio con me? Siete disposti ad andare oltre ciò che conoscete e ad avventurarvi nell'ignoto? Eccellente! Andiamo al sodo.

Per capire davvero come il massaggio sportivo possa aiutare le persone affette da fibromialgia, dobbiamo innanzitutto comprendere come funziona il dolore nel nostro corpo. Vi siete mai chiesti perché proviamo dolore? Perché alcune cose fanno più male di altre? Perché a volte proviamo dolore anche quando non c'è una lesione fisica visibile?

Lo studio del dolore, noto come algologia, è da secoli un'area affascinante della medicina. È un rompicapo che scienziati e medici hanno cercato di risolvere fin dai tempi di Ippocrate. Sebbene si siano fatti passi da gigante nella comprensione del dolore, ci sono ancora molte cose che non comprendiamo appieno. Ciò che sappiamo, grazie a ricerche come quelle condotte dai dottori Ronald Melzack e Patrick Wall nel loro famoso "Testo del dolore" (1984), è che il dolore è un fenomeno complesso che coinvolge sia il nostro corpo che la nostra mente.

Nel caso della fibromialgia, il dolore è causato da un'alterazione del modo in cui il nostro corpo elabora i segnali del dolore. Ciò significa che, anche in assenza di lesioni fisiche, il cervello di una persona affetta da fibromialgia può interpretare determinati stimoli come dolorosi. Quindi, dove entra in gioco il massaggio sportivo?

È qui che le cose si fanno davvero interessanti. Secondo uno studio pubblicato sul "Journal of Manual and Manipulative Therapy" (2002) dal dottor César Fernández-de-las-Peñas, il massaggio può ridurre il dolore nelle persone affette da fibromialgia alterando il modo in cui il cervello elabora i segnali del dolore. Affascinante, vero?

Ora immaginate di avere una radio che riceve solo rumore bianco: e se poteste regolare la manopola per sintonizzare una bella melodia al posto di quel rumore costante? Questo è ciò che il massaggio sportivo può fare per le persone affette da fibromialgia. Attraverso una combinazione di tecniche di manipolazione e pressione, il massaggio può "sintonizzare" il modo in cui il cervello interpreta i segnali del dolore, trasformando il "rumore" del dolore cronico in una melodia più gestibile.

Si tratta di un percorso entusiasmante e promettente nella comprensione e nel trattamento della fibromialgia. Ma non illudetevi, siamo ancora nelle fasi iniziali di questo viaggio. Tuttavia, ogni passo che facciamo ci porta un po' più vicino a un mondo in cui il dolore non deve essere una costante per le persone affette da fibromialgia.

Ma non trovate tutto questo eccitante, non vi fa venire voglia di saperne di più?

Stiamo arrivando alla parte più emozionante. Ora esploriamo insieme alcuni esempi di come il massaggio sportivo può aiutare le persone affette da fibromialgia.

Immaginate Clara per un momento. Clara è un ingegnere di 35 anni a cui è stata diagnosticata la fibromialgia. Ama il suo lavoro, ma il dolore cronico che prova quotidianamente le rende difficile concentrarsi e dedicarsi ai suoi hobby. Pur avendo provato diversi farmaci e terapie, non ha ancora trovato una soluzione duratura al dolore.

Un giorno Clara decide di provare il massaggio sportivo. Durante la prima seduta, il terapeuta lavora delicatamente sulla schiena, sul collo e sulle spalle, zone in cui tende a sentire più dolore. All'inizio Clara avverte un leggero fastidio, ma poi comincia a rilassarsi. Alla fine della seduta, accade qualcosa di sorprendente: Clara nota che il suo dolore è diminuito in modo significativo. Si sente più rilassata e piena di energia come non le capitava da tempo.

Questo è solo un esempio di come il massaggio sportivo possa aiutare le persone affette da fibromialgia. Ma ce ne sono molti altri. In uno studio pubblicato dalla dott.ssa Dolores C. Rodríguez-Martínez e colleghi nella "Revista de la Sociedad Española del Dolor" (2009), è emerso che i pazienti fibromialgici che ricevevano regolarmente un massaggio riferivano un dolore significativamente minore, una migliore qualità del sonno e un miglioramento della qualità di vita complessiva.

Non trovate incredibile il potere del tocco umano? Si può pensare al massaggio come a un modo di "riprogrammare" il cervello per interpretare diversamente i segnali del dolore. Anche se abbiamo ancora molto da imparare, queste scoperte ci danno nuove speranze nella lotta contro il dolore cronico.

Ora, ti chiedo, caro lettore, non ti viene voglia di immergerti ancora di più nell'affascinante mondo del massaggio sportivo? Non ti viene voglia di saperne di più su come questa antica pratica possa essere applicata ai problemi di salute del XXI secolo?

Ma prima di lasciarci trasportare, vi ricordo che dobbiamo sempre mantenere una mente aperta ma critica. Sì, i risultati sono promettenti, ma siamo ancora agli inizi per comprendere appieno come il massaggio sportivo possa aiutare le persone affette da fibromialgia. Quindi, continuiamo a esplorare insieme!

Dobbiamo ringraziare Clara e le persone come lei per averci mostrato che c'è un barlume di speranza, anche quando la strada sembra buia. Perché, cara amica, la fibromialgia può essere una sfida spaventosa da affrontare, ma con il giusto supporto e strumenti come il massaggio sportivo, è possibile trovare un sollievo significativo.

Vedo che sta già comprendendo l'importanza e il significato del massaggio sportivo, non solo per gli atleti, ma anche per persone come Clara. Non è meraviglioso come qualcosa di così semplice come il tocco umano possa avere effetti così profondi?

È proprio il potere del massaggio sportivo che ha portato la dottoressa Tiffany Field, nel suo libro "Touch Therapy" (2000), ad affermare che "il tocco terapeutico è uno dei modi più efficaci per ridurre il dolore e l'ansia, e migliorare il sonno e la funzione immunitaria". Vi siete mai soffermati a pensare a quante persone potrebbero essere aiutate se comprendessero e abbracciassero i benefici del massaggio?

Ricordate che nelle nostre mani abbiamo il potere di alleviare il dolore, di alleviare la sofferenza. Come se fossimo moderni alchimisti, trasformiamo il dolore in sollievo, l'ansia in rilassamento e l'insonnia in sonno ristoratore. Che viaggio meraviglioso!

Allora, che ne dite di andare avanti? Nel prossimo capitolo approfondiremo come il massaggio può migliorare le prestazioni sportive e demistificheremo alcune delle idee sbagliate più comuni su di esso. Vi garantisco che sarà affascinante!

Durante il nostro viaggio, non solo impareremo di più sul massaggio sportivo, ma approfondiremo anche la nostra percezione del dolore e del sollievo. Sono entusiasta di condividere con voi questo viaggio di scoperta e apprendimento. E ricordate, sono sempre qui per rispondere alle vostre domande e aiutarvi ad approfondire questi argomenti. Perché alla fine della giornata, la cosa più importante è che tu, caro lettore, tragga beneficio da tutto questo.

Quindi, se siete pronti a tuffarvi nell'affascinante mondo della scienza del massaggio sportivo e del suo impatto sulle prestazioni, ci vediamo nel prossimo capitolo! Siete eccitati quanto me? Eccoci!

Capitolo 4: Massaggio e prestazioni sportive: cosa dice davvero la scienza

È buffo, vero? Nei capitoli precedenti abbiamo approfondito la connessione mente-corpo, l'anatomia dei tessuti molli e persino come il massaggio può aiutare le persone affette da fibromialgia. Ma ora ci addentriamo nel cuore della questione, nel vero epicentro del massaggio sportivo. Ci addentriamo nel meraviglioso mondo delle prestazioni sportive e di come il massaggio possa svolgere un ruolo cruciale in esso.

Perché è importante? Vi chiederete. Beh, amico mio, la risposta è semplice: perché nel mondo dello sport ogni millisecondo conta. Ogni salto, ogni falcata, ogni bracciata può fare la differenza tra la gloria e la sconfitta. E il massaggio sportivo, caro lettore, ha l'incredibile capacità di far pendere la bilancia a nostro favore.

Allora, siete pronti a svelare l'affascinante mistero che circonda il massaggio sportivo e la sua influenza sulle prestazioni sportive? Ecco a voi!

Per capire come il massaggio possa migliorare le prestazioni, dobbiamo innanzitutto comprendere come il nostro corpo risponde all'esercizio fisico. Quando facciamo attività fisica, i nostri muscoli si contraggono e si espandono, il cuore batte più velocemente e il metabolismo accelera. Tutto questo lavoro può causare l'usura del nostro corpo, che a volte si traduce in stanchezza, dolore e persino lesioni.

E se vi dicessi che esiste un modo per ridurre al minimo questi effetti collaterali e massimizzare le vostre capacità fisiche? E se vi dicessi che questo metodo non solo è sicuro e naturale, ma viene utilizzato da migliaia di anni? Sì, avete indovinato, sto parlando del massaggio sportivo.

Il massaggio sportivo può fare miracoli per le nostre prestazioni. Perché? Perché agisce sui tessuti molli del nostro corpo, che sono essenziali per il nostro movimento e la nostra capacità fisica. Migliorando la circolazione, riducendo la tensione muscolare e favorendo il recupero, il massaggio sportivo ci permette di superare i nostri limiti e di raggiungere più velocemente i nostri obiettivi.

Ma, caro amico, ti sento chiedere: "Tutto questo non è solo teoria? Esiste una prova concreta che il massaggio sportivo possa migliorare le prestazioni?" E la risposta, sarai felice di saperlo, è un sonoro sì.

Nei prossimi paragrafi approfondiremo queste interessanti evidenze, esplorando il ricco arazzo di ricerche e studi che dimostrano i molti modi in cui il massaggio sportivo può portare le nostre prestazioni a un livello superiore. Ma per il momento vi invito a prendervi un momento di riflessione.

Avete mai sentito la tensione sciogliersi dai vostri muscoli durante un massaggio? Avete provato la sensazione di rinnovata energia e vitalità dopo una seduta di massaggio? Se sì, avete già provato sulla vostra pelle parte di ciò che la scienza sta per confermare.

Ah, sì! Sono sicuro che vi state chiedendo: "Cosa dice esattamente la scienza a riguardo?". Bene, gentili lettori, preparatevi a un viaggio attraverso il panorama della ricerca scientifica e degli studi empirici che convalidano e rafforzano l'importanza del massaggio nelle prestazioni sportive.

Il dottor Mark Tarnopolsky, rinomato esperto di medicina dello sport e professore presso la McMaster University in Canada, ha condotto un affascinante studio nel 2012. Tarnopolsky e il suo team hanno dimostrato che il massaggio sportivo può ridurre l'infiammazione muscolare dopo un esercizio fisico intenso e può promuovere la crescita di nuovi mitocondri, le "centrali energetiche" delle nostre cellule (Tarnopolsky, 2012). Questo, caro lettore, significa un recupero più rapido e una maggiore resistenza per gli atleti.

Ma qual è la portata di questo vantaggio? In un altro studio, condotto nel 2013 dal professor Michael Tschakovsky della Queen's University, è emerso che il massaggio sportivo può migliorare le prestazioni negli sforzi ad alta intensità fino al 2,9% (Tschakovsky, 2013). Può sembrare poco, ma in un contesto agonistico quel 2,9% può fare la differenza tra la vittoria e la sconfitta, tra il raggiungimento di un nuovo record personale o un risultato negativo.

Ti sorprende, caro lettore, e non è straordinario che queste semplici tecniche di massaggio possano avere un impatto così profondo sulle nostre prestazioni sportive? Ma come si applica nella pratica e come si traduce nella vita reale?

Immaginate per un attimo di essere un velocista. Vi svegliate presto, fate una colazione nutriente e vi recate allo stadio per allenarvi. Passate ore a correre, sollevare pesi e fare stretching. Vi sentite stanchi, i muscoli bruciano, ma vi sentite bene, vi sentite vivi.

Dopo l'allenamento, ci si reca nella sala massaggi. Ci si sdraia sul lettino e un massaggiatore sportivo inizia a lavorare sui muscoli, sciogliendo le tensioni, migliorando la circolazione e favorendo il recupero. Ci si sente rilassati, ci si sente ringiovaniti.

Il giorno dopo si torna allo stadio. Ti senti leggero, ti senti forte. Ci si mette in posizione, si sente lo sparo e si parte. Si corre come non mai e, alla fine della giornata, ci si rende conto di aver battuto il proprio record personale. E se il duro allenamento e la determinazione hanno avuto molto a che fare con questo risultato, vi rendete conto che il massaggio sportivo ha fatto la sua parte, dandovi quella marcia in più, quella spinta in più di cui avevate bisogno per superare i vostri limiti.

Esatto, caro amico, il massaggio sportivo non è solo un'esperienza rilassante. È uno strumento scientificamente supportato per migliorare le prestazioni sportive, per superare i nostri limiti, per raggiungere più velocemente i nostri obiettivi.

Ma se vi dicessi che questa è solo la punta dell'iceberg? Sì, amico mio, c'è dell'altro e nella prossima parte di questo capitolo faremo un ulteriore passo avanti.

Nel corso degli anni, diversi studi hanno cercato di svelare i segreti del massaggio sportivo e il suo impatto sulle prestazioni, ma cosa succede quando lo mettiamo alla prova nel mondo reale? Ma cosa succede quando lo mettiamo alla prova nel mondo reale, cosa succede quando lo usiamo in sport specifici, con atleti d'élite?

Lasciate che vi porti in profondità nel mondo del ciclismo professionistico. Nel 2015, il dottor Joaquim Fernández Solà dell'Università di Barcellona ha condotto uno studio sugli effetti del massaggio sui ciclisti professionisti durante la Vuelta a España, una delle gare più dure del mondo (Fernández Solà, 2015). I risultati sono stati a dir poco affascinanti. I ciclisti che hanno ricevuto massaggi regolari durante la gara hanno mostrato un migliore recupero, una minore fatica e una maggiore efficienza durante la competizione.

Ci si potrebbe chiedere: come si applica a me, atleta d'élite non professionista, e come posso usare queste informazioni nella mia vita quotidiana?

Immaginate di essere un ciclista amatoriale e di avere una gara importante il prossimo fine settimana. Vi siete allenati duramente, ma temete che i vostri muscoli siano troppo affaticati il giorno della gara. Decidete quindi di provare qualcosa di nuovo: prenotate delle sedute di massaggio sportivo prima della gara.

Dopo la prima seduta ci si sente rivitalizzati. I muscoli sono morbidi ed elastici. Il dolore e la tensione sono scomparsi. Vi sentite pronti ad affrontare qualsiasi sfida. Il giorno della gara ci si sente più forti, più capaci. E quando tagliate il traguardo, non potete fare a meno di sorridere. Non solo avete superato le vostre aspettative, ma vi sentite anche in forma smagliante. E tutto questo grazie alle meraviglie del massaggio sportivo.

Ora vi presento un altro scenario. Immaginate di essere un giocatore di basket. Sta per arrivare una partita importante e volete essere al meglio. Seguite la solita routine di allenamento e dieta, ma aggiungete una nuova strategia al vostro arsenale: il massaggio sportivo.

Dopo ogni sessione di massaggio, si sente che il corpo recupera più velocemente. Le prestazioni in allenamento migliorano. Il giorno della partita vi sentite energici, i movimenti sono fluidi e segnate più punti del solito. E quando suona il fischio finale, non solo avete vinto la partita, ma vi sentite anche meno stanchi, pronti per la prossima battaglia. Tutto questo grazie all'influenza del massaggio sulle prestazioni.

Ti rendi conto, caro lettore, dell'incredibile influenza che il massaggio sportivo può avere sulla tua vita? Che siate atleti d'élite, dilettanti o semplicemente amanti dell'esercizio fisico, il massaggio sportivo può aiutarvi a migliorare le vostre prestazioni, a raggiungere i vostri obiettivi e, soprattutto, a sentirvi meglio con voi stessi.

E se questi sono solo alcuni esempi di come il massaggio sportivo può influenzare gli atleti in diverse discipline, le possibilità sono infinite. Nella pallacanestro, nel calcio, nell'atletica, nel nuoto, nel ciclismo, il massaggio sportivo può rappresentare quella marcia in più di cui avete bisogno per portare le vostre prestazioni a un livello superiore.

Pensateci. In ogni sport, in ogni disciplina, i muscoli svolgono un ruolo fondamentale. Un muscolo ben curato è come un motore ben messo a punto: funziona in modo più efficiente, recupera più velocemente ed è meno probabile che si infortuni. In questo senso, il massaggio sportivo è come il meccanico esperto che mantiene il motore in perfette condizioni.

Ricordate quando abbiamo parlato della connessione mente-corpo nel primo capitolo? Il massaggio sportivo non ha solo un impatto fisico, ma anche mentale. Aiuta ad alleviare lo stress, a migliorare la concentrazione, ad aumentare la fiducia in se stessi. E come sapete, nello sport, avere la giusta mentalità può fare la differenza tra vittoria e sconfitta.

Ma non si tratta solo di prestazioni sportive: e se vi dicessi che il massaggio sportivo può anche influenzare il vostro sistema immunitario, che può aiutarvi a recuperare più velocemente dalle malattie, a sentirvi più energici, a mantenere il vostro corpo nella sua forma migliore? Questo sarà il nostro viaggio nel prossimo capitolo, dove scopriremo come il massaggio sportivo può diventare il vostro alleato per una vita più sana ed equilibrata.

Quindi, amico mio, è arrivato il momento di immergersi in acque ancora più profonde. È il momento di esplorare gli effetti del massaggio sportivo al di là delle prestazioni fisiche. È il momento di capire come può aiutarvi a costruire un corpo più forte, più resistente e più capace.

E chissà, forse alla fine di questo viaggio scoprirete che il massaggio sportivo è più di una tecnica, è uno stile di vita, un potente strumento per migliorare non solo le vostre prestazioni sportive, ma il vostro benessere generale. Che è uno stile di vita, uno strumento potente per migliorare non solo le vostre prestazioni sportive, ma il vostro benessere generale. Siete pronti a fare il prossimo passo?

Sì, so che siete eccitati. E credetemi, lo sono anch'io. Insieme scopriremo le meraviglie del massaggio sportivo e insieme trasformeremo la nostra percezione dello sport, delle prestazioni e di ciò che significa vivere una vita sana.

Quindi, caro lettore, lascia che la tua curiosità sia la tua guida. Lasciate che il vostro desiderio di imparare, di migliorare, di migliorarvi, sia la vostra bussola in questo viaggio emozionante. E ricordate che ogni passo che fate, ogni pagina che girate, vi avvicina al vostro io più forte, più capace, più sano.

Ci vediamo nel prossimo capitolo, dove esploreremo come il massaggio sportivo possa diventare la vostra arma segreta per una vita più sana. Siete pronti? Diamoci dentro!

Capitolo 5: Guarire con le mani: l'influenza del massaggio sul sistema immunitario

Avete sentito parlare di mani guaritrici, vero? Probabilmente sembrano storie di antichi sciamani o di guaritori in villaggi remoti. Ma, caro amico, e se ti dicessi che nelle tue mani, e in quelle del tuo massaggiatore sportivo, si nasconde un incredibile potere di guarigione? E se ti dicessi che questo potere può avere un impatto diretto sul tuo sistema immunitario, sulla tua capacità di resistere e di guarire dalle malattie? Ti sembra difficile da credere?

È una domanda provocatoria, lo so, e sento che i vostri neuroni si agitano, eccitati dall'idea. Perché questo argomento è importante? Perché comprendendo la connessione tra il massaggio sportivo e il sistema immunitario, non solo amplierete le vostre conoscenze e competenze, ma vi darete una marcia in più nella ricerca di prestazioni ottimali.

Inizieremo il nostro viaggio con un'introduzione al sistema immunitario. Parafrasando Lauren M. Sompayrac nel suo libro "How the Immune System Works" (2019), il sistema immunitario è la linea di difesa più sofisticata dell'organismo, una complessa rete di cellule, tessuti e organi che lavorano insieme per proteggerci dagli invasori dannosi, siano essi batteri, virus, parassiti o cellule tumorali.

Ma come entra in gioco il massaggio sportivo in tutto questo, e potrebbe essere che la manipolazione dei tessuti molli abbia un impatto su questo sistema così essenziale per la nostra salute? Vi faccio un'altra domanda: avete mai provato un senso di benessere dopo aver ricevuto un massaggio, una sensazione di rilassamento e rinnovamento, come se il mondo fosse improvvisamente un po' più luminoso?

Questa sensazione non è solo un capriccio della mente. Secondo uno studio pubblicato da Rapaport et al. su The Journal of Alternative and Complementary Medicine (2010), il massaggio può avere effetti significativi sul sistema immunitario, in particolare sulla funzione di cellule di difesa come i linfociti NK e i linfociti T.

Eccoci dunque all'inizio di un nuovo viaggio, pronti a esplorare l'affascinante relazione tra il massaggio sportivo e il sistema immunitario. E credimi, caro lettore, questo non è un viaggio per deboli di cuore. Vi richiederà di sfidare i vostri preconcetti, di aprire la mente a nuove idee e di immergervi nel mistero e nella meraviglia del corpo umano. Ma vi prometto anche che questo viaggio vi darà una nuova prospettiva sul massaggio sportivo, sui suoi effetti profondi e duraturi e sul vostro potenziale di influenzare la vostra salute e il vostro benessere.

Allora, amico mio, sei pronto a lanciarti in questa entusiasmante avventura? Sei pronto a esplorare il legame tra le tue mani e il tuo sistema immunitario, per scoprire come puoi potenziare le tue difese contro le malattie? Sì, lo sapevo. Non posso fare a meno di ammirare la vostra sete di conoscenza, quell'atteggiamento di apertura e curiosità che vi ha portato qui. Questo, caro lettore, è lo spirito di un vero campione.

Scaviamo un po' più a fondo, d'accordo? Diamo un'occhiata a ciò che dice la scienza al riguardo. Forse ricorderete lo studio di Rapaport et al. di cui ho parlato prima. Ebbene, in quello studio è emerso che una singola seduta di massaggio svedese può produrre cambiamenti significativi nei livelli ormonali e nel numero di cellule immunitarie circolanti. Ciò suggerisce che il massaggio può contribuire a migliorare la funzione immunitaria, almeno a breve termine.

Ma c'è di più. In uno studio pubblicato da Gail Ironson, M.D., Ph.D., sul Journal of Psychosomatic Medicine (2004), è stato dimostrato che il massaggio terapeutico può anche avere un impatto duraturo sul sistema immunitario. I partecipanti che hanno ricevuto il massaggio hanno mostrato un aumento delle cellule citotossiche, quelle cellule coraggiose che sono responsabili della distruzione delle cellule infette o danneggiate del nostro corpo. Inoltre, i partecipanti che hanno ricevuto il massaggio hanno anche mostrato una diminuzione degli ormoni dello stress, che a loro volta possono avere un effetto benefico sulla funzione immunitaria.

Sembra quindi una simbiosi interessante, non è vero? Ma vorrei chiarire una cosa importante: questi studi non dicono che il massaggio sportivo sia una panacea, una panacea per tutti. No, non è così. Ma suggeriscono che il massaggio può essere un prezioso strumento complementare nel vostro arsenale per mantenere il vostro corpo al meglio, per aiutarvi ad affrontare le sfide fisiche che derivano dallo sport ad alte prestazioni.

Vi faccio una domanda: avete mai provato una sensazione di serenità, una sorta di aura di tranquillità dopo un massaggio? È una sensazione meravigliosa, non credete? E sì, avete indovinato, questa sensazione di serenità ha molto a che fare con il sistema immunitario.

Il massaggio aiuta a ridurre i livelli di cortisolo, il famoso ormone dello stress, e aumenta i livelli di ossitocina, l'ormone dell'amore e della connessione. Questo cambiamento ormonale può contribuire a migliorare la funzione immunitaria e a ridurre l'infiammazione. Diminuendo lo stress, il corpo ha più risorse da dedicare alla riparazione e al recupero, consentendo di ottenere prestazioni migliori nello sport e di recuperare più rapidamente dopo un allenamento impegnativo.

Se per alcuni questi risultati possono essere sorprendenti, per coloro che hanno sperimentato la magia di un buon massaggio non sono altro che la conferma di ciò che già sappiamo. Il massaggio ha un potere curativo che si manifesta non solo nel senso di rilassamento e benessere che proviamo durante e dopo una seduta, ma anche nell'effetto profondo e duraturo che ha sul nostro corpo e sulla nostra salute.

Ora, se posso, vorrei condividere con voi una storia che esemplifica questa potente connessione tra il massaggio sportivo e il sistema immunitario.

Immaginiamo un maratoneta, che chiameremo David. David è un atleta esperto che si impegna a fondo nell'allenamento. Corre regolarmente le maratone e cerca sempre di migliorare i suoi tempi e le sue prestazioni. Tuttavia, negli ultimi mesi, David ha avuto a che fare con frequenti raffreddori e il suo recupero dopo l'allenamento è stato più lento del solito. Questa storia vi suona familiare?

David decide di provare qualcosa di nuovo. Inizia a integrare le sedute di massaggio sportivo nella sua routine di allenamento, una decisione ispirata dai racconti di altri corridori e dalla letteratura scientifica. E cosa pensate che succeda?

David comincia a notare dei cambiamenti. Non si sente più così affaticato dopo l'allenamento e i raffreddori sono diventati meno frequenti. Si sente più forte, più resistente. Ma soprattutto, David sente che il suo corpo recupera più velocemente, e questo si traduce in migliori prestazioni nelle gare.

Questa storia è solo un esempio, un'illustrazione di come il massaggio sportivo possa influenzare la nostra salute e il nostro benessere. Anche se non è una panacea, come ho già detto, il massaggio sportivo può essere uno strumento prezioso per mantenere il corpo al meglio.

E ora permettetemi di citare un'altra autrice che ha svolto ricerche approfondite in questo campo. Nel suo libro "Touch Therapy" (2000), la dottoressa Tiffany Field parla del potere del tocco e di come può influenzare il nostro umore e la nostra salute. Secondo la dottoressa Field, "il tocco ha un profondo impatto sul nostro benessere emotivo e fisico e può essere un potente strumento per migliorare la nostra salute e la qualità della vita".

Questo è il potere del massaggio sportivo, caro amico. Questo è il potere che le tue mani possono avere sulla tua salute e sulle tue prestazioni. Non è meraviglioso pensarci? Non ti fa sentire più forte, più padrone del tuo benessere?

Allora, siete pronti a esplorare ulteriormente il legame tra le mani e il sistema immunitario, per scoprire come potenziare ulteriormente le vostre difese contro le malattie? So che lo siete. Vedo quella scintilla nei vostri occhi, quella fame di conoscenza. E vi assicuro che questa avventura non è affatto finita.

E ricordate che questo viaggio non riguarda solo il miglioramento delle prestazioni atletiche o il recupero post-allenamento. Si tratta anche di migliorare la qualità della vita, di assumere il controllo della propria salute e del proprio benessere. E questo, caro lettore, è il vero significato di prestazioni ottimali.

Allora, volete unirvi a me nella prossima tappa di questo entusiasmante viaggio?

Continuiamo la nostra esplorazione del mondo del massaggio sportivo e di come interagisce con il nostro sistema immunitario. State per scoprire come il potere delle vostre mani possa avere un impatto diretto sulla vostra salute e sul vostro benessere.

Avete mai sentito parlare delle cellule natural killer, note anche come cellule NK? Si tratta di cellule del sistema immunitario che svolgono un ruolo cruciale nella difesa contro virus e cellule tumorali. In uno studio del 2010 pubblicato sul Journal of Alternative and Complementary Medicine, i ricercatori dell'Università di Miami hanno scoperto che dopo una singola sessione di massaggio i partecipanti hanno registrato un aumento significativo del numero di cellule NK.

Impressionante, vero? Ma cosa significa questo per voi, cari lettori? In parole povere, un massaggio sportivo ben applicato non solo può aiutarvi a recuperare da un allenamento intenso o da una gara, ma può anche rafforzare il vostro sistema immunitario e farvi sentire meglio in generale.

Non solo, ma il massaggio sportivo può essere un modo efficace per gestire lo stress. Ricordate quanto abbiamo detto nel Capitolo 1 sulla connessione mente-corpo e su come lo stress può influire sulla nostra salute fisica? Ebbene, è qui che tutto inizia a collegarsi. Il massaggio sportivo, riducendo i livelli di stress e aumentando il benessere generale, può avere un effetto diretto e positivo sulla nostra salute immunitaria.

Quindi, se state cercando un modo per migliorare la vostra salute, rafforzare il vostro sistema immunitario e migliorare le vostre prestazioni atletiche, il massaggio sportivo può essere la risposta che state cercando.

E non è necessario essere un atleta professionista per beneficiare del massaggio sportivo. Tutti possono godere dei suoi benefici, sia che siate atleti abituali sia che stiate semplicemente cercando un modo per prendervi cura della vostra salute e del vostro benessere.

Ora, caro amico, siamo giunti alla fine di questo capitolo, ma non alla fine del nostro viaggio. C'è ancora molto da esplorare, molto da imparare. Sei emozionato? Io lo sono. E spero che lo sia anche tu. Perché la prossima tappa del nostro viaggio ci porterà in un luogo affascinante: il mondo della biomeccanica e la sua rilevanza per il massaggio sportivo.

Siete pronti a continuare a imparare, a esplorare? Vi prometto che sarà un'avventura affascinante. Vi aspetto nel prossimo capitolo.

Capitolo 6: Sincronia ed equilibrio: la biomeccanica e la sua rilevanza per il massaggio sportivo

Benvenuto in un nuovo capitolo di questo entusiasmante viaggio, caro amico. Oggi ci immergeremo in un'area spesso trascurata nella conversazione sul massaggio sportivo: la biomeccanica. Sì, avete sentito bene, la biomeccanica. Anche se la parola può sembrare un po' intimidatoria, vi assicuro che si tratta di un concetto entusiasmante, ricco di potenti implicazioni per le prestazioni sportive e il benessere generale. Ma perché la biomeccanica è importante e cosa ha a che fare con il massaggio sportivo? Sarete felici di sapere che stiamo per svelare queste e molte altre domande.

Immaginate per un attimo di essere un orologiaio. Avete davanti a voi un orologio di precisione intricato e complesso, progettato per segnare il tempo con una precisione impeccabile. Ogni parte di quell'orologio ha una funzione specifica e tutte lavorano in sincronia per garantire che l'orologio funzioni senza intoppi. Ora, pensate al vostro corpo come a quell'orologio. Ogni osso, muscolo e articolazione ha uno scopo e deve lavorare in armonia per permettervi di muovervi in modo efficiente. Questa, in sostanza, è la biomeccanica: lo studio di come si muove il nostro corpo e di come ogni parte interagisce con le altre.

Come massaggiatori, il nostro compito è simile a quello di un orologiaio. Il nostro obiettivo è garantire che ogni parte del corpo funzioni correttamente, in sintonia con le altre. E proprio come un orologio può andare fuori sincrono e necessitare di una regolazione, anche il nostro corpo può soffrire di squilibri e tensioni che interferiscono con le nostre prestazioni e il nostro benessere. È qui che il massaggio sportivo e la biomeccanica intrecciano i loro destini.

Nelle profondità di questa scienza, troviamo strumenti preziosi per valutare e migliorare il movimento. La biomeccanica ci aiuta a capire come e perché si verificano determinati schemi di movimento e come questi possano portare a lesioni o a una diminuzione delle prestazioni atletiche. A sua volta, il massaggio sportivo può affrontare questi problemi, ripristinando l'equilibrio e migliorando la sincronia dell'"orologio" che è il nostro corpo.

E tu, caro lettore, hai mai provato un dolore inspiegabile dopo un allenamento o ti sei sentito sbilanciato durante l'esecuzione di alcuni movimenti? Se è così, la biomeccanica potrebbe avere delle risposte per voi.

Lo studio della biomeccanica e la sua applicazione attraverso il massaggio sportivo possono cambiare le carte in tavola, aiutandoci a liberare il nostro pieno potenziale, a prevenire gli infortuni e a recuperare più velocemente. Siete pronti ad approfondire? Vi garantisco che il viaggio ne varrà la pena. Scopriamo insieme l'affascinante "orologio" della biomeccanica e come il massaggio sportivo può aiutarvi a raggiungere prestazioni ottimali.

Perfetto! Andiamo avanti, amico mio, ricordi quando ti ho detto che la biomeccanica è lo studio di come si muove il nostro corpo e di come ogni parte interagisce con le altre? Ora esploriamo questo concetto in modo un po' più dettagliato.

Pensate ai migliori atleti che conoscete. Forse si tratta di personaggi famosi, come il corridore Usain Bolt o il nuotatore Michael Phelps, o forse di qualcuno che conoscete personalmente? Che cosa vi colpisce di loro? Probabilmente la grazia e la facilità con cui si muovono, l'apparente facilità con cui superano sfide fisiche che sarebbero estremamente difficili per il resto di noi. Questa grazia e questa facilità non sono casuali. Sono il risultato di una precisa sincronizzazione biomeccanica, di ogni parte del corpo che lavora in armonia con le altre.

Nel suo libro "The Biomechanics of Human Efficiency" (2014), la dottoressa Sarah Jane Hobbs sottolinea l'importanza di questo equilibrio nelle prestazioni sportive. Sostiene che una biomeccanica efficiente non solo migliora le prestazioni, ma può anche ridurre il carico sul corpo e il rischio di lesioni. Quindi, se avete avuto problemi ricorrenti di infortuni o se vi sentite stagnanti nelle vostre prestazioni, prestare attenzione alla vostra biomeccanica potrebbe essere la chiave di cui avete bisogno.

È qui che entra in gioco il massaggio sportivo. Trattando i muscoli e le articolazioni, il massaggio può aiutare a ripristinare l'equilibrio, migliorando la sincronia del corpo. Immaginate, ad esempio, di avere un muscolo particolarmente teso nella gamba. Questo muscolo potrebbe tirare sull'articolazione del ginocchio, causando dolore e interrompendo il passo della corsa. Ma con un massaggio sportivo mirato, questo muscolo si rilassa, permettendo al ginocchio di muoversi in modo più libero ed efficiente.

Questo è solo un esempio. Ogni corpo è unico e ogni sport presenta le proprie sfide biomeccaniche: vi siete mai fermati a pensare al vostro, a come una migliore comprensione della biomeccanica potrebbe aiutarvi a migliorare?

Spero che l'intersezione tra biomeccanica e massaggio sportivo vi incuriosisca sempre di più. Vi prometto che, proseguendo, questo argomento diventerà ancora più affascinante. Quindi, mantenete una mente aperta e uno spirito curioso mentre continuiamo a svelare i misteri della biomeccanica e della sua applicazione al massaggio sportivo.

Sicuramente state iniziando a capire quanto la biomeccanica e il massaggio sportivo siano strettamente interconnessi. Ma volete sapere qualcosa di ancora più interessante? Ciò che è ancora più affascinante è il modo in cui questi concetti vengono applicati nella vita reale. Vediamo alcuni esempi.

Se siete stati appassionati di baseball o avete giocato a baseball, conoscerete sicuramente la figura del lanciatore. Consideriamo Randy Johnson, un famoso lanciatore della Major League Baseball noto per i suoi lanci potenti e fulminei. L'efficienza e la potenza del suo lancio non derivavano solo dalla sua forza fisica, ma anche da una biomeccanica finemente regolata. Nel libro "The Art of Pitching" (2008), l'autore Tom House spiega come un lancio efficiente coinvolga non solo il braccio, ma l'intero corpo, dalle dita dei piedi alla punta delle dita.

Ma cosa succede se si verifica uno squilibrio? Se, ad esempio, i muscoli di un lato del corpo di un lanciatore diventano più forti di quelli dell'altro, si potrebbe alterare la biomeccanica del lancio. Questo potrebbe portare a prestazioni inferiori o, peggio, a lesioni. È qui che entra in gioco il massaggio sportivo. Lavorando sui muscoli tesi e aiutando a ristabilire l'equilibrio, il massaggio può mantenere la biomeccanica del lanciatore perfettamente regolata.

Ora, amico mio, ti invito ad applicare questo concetto al tuo sport o alla tua attività fisica. Sei un corridore? Pensa a come i muscoli delle gambe e dei piedi lavorano insieme per spingerti in avanti. O forse sei un nuotatore? Pensate a come i muscoli della schiena e delle spalle si sincronizzano per ogni bracciata.

Ma ricordate che ogni atleta è un mondo a sé e ognuno ha le sue sfide biomeccaniche uniche. Come ha detto la dottoressa Melissa Locke nel suo libro "The Biomechanics of Sport and Human Performance" (2017), non esiste una soluzione unica per tutti. Non trovate affascinante come ognuno di noi sia unico, non solo nella sua personalità, ma anche nel modo in cui si muove e funziona?

Naturalmente, la comprensione della biomeccanica non è fine a se stessa. Il nostro obiettivo finale è migliorare, sia che si tratti di prestazioni atletiche, di prevenzione degli infortuni o semplicemente della sensazione di muoversi con grazia ed efficienza. E come abbiamo visto, il massaggio sportivo può essere uno strumento essenziale per aiutarci a raggiungere questo obiettivo.

Ti assicuro, amico mio, che questo viaggio nella conoscenza è solo all'inizio. Allora, sei pronto ad andare avanti e ad esplorare ancora di più gli affascinanti percorsi della biomeccanica e del massaggio sportivo?

Ed eccoci alla parte finale del nostro affascinante viaggio attraverso la biomeccanica e la sua rilevanza per il massaggio sportivo. Voglio congratularmi con voi per essere arrivati fin qui. Abbiamo scoperto un oceano di conoscenze, abbiamo visto come scienza e pratica si intrecciano e come, come diceva il famoso fisiologo francese Claude Bernard, "la funzione fa l'organo".

Abbiamo visto come gli schemi di movimento e l'equilibrio muscolare siano fondamentali per una prestazione atletica ottimale. Abbiamo appreso l'importanza di comprendere la biomeccanica individuale per trattare e prevenire efficacemente gli infortuni. Soprattutto, abbiamo visto come il massaggio sportivo possa essere uno strumento essenziale per mantenere la sincronia e l'equilibrio, consentendo agli atleti di dare il meglio di sé.

E poi? Qui le cose si fanno ancora più interessanti. Immaginate di essere in procinto di partecipare a un evento sportivo. Il vostro corpo e la vostra mente sono pronti. Come potete usare il massaggio sportivo per preparavi e dare il meglio di voi stessi in quel giorno cruciale? Questo, caro lettore, è ciò che esploreremo nel prossimo capitolo.

So che può sembrare una sfida, ma pensate a tutto ciò che abbiamo già raggiunto insieme. Vi prometto che, come nei capitoli precedenti, anche il prossimo viaggio sarà ricco di scoperte e momenti di approfondimento sorprendenti. Insieme, impareremo a usare il massaggio sportivo non solo per trattare gli infortuni, ma anche per preparare il nostro corpo a dare il meglio di sé quando ne abbiamo più bisogno.

Come disse una volta Albert Einstein, "L'unico posto in cui il successo viene prima del lavoro è il dizionario". Insieme, abbiamo lavorato e raggiunto il successo ad ogni passo. E insieme continueremo a farlo.

Sono entusiasta di continuare questo viaggio con voi: siete pronti a fare il prossimo passo e a scoprire ancora di più sull'affascinante mondo del massaggio sportivo? Ti aspetto nel prossimo capitolo, dove esamineremo come il massaggio pre-gara possa migliorare le tue prestazioni e portarti a nuove vette di successo. Ci vediamo lì, amico mio.

Capitolo 7: Prima del grande giorno: come il massaggio pre-gara può migliorare le prestazioni

Vi siete mai chiesti cosa succede prima di quei grandi eventi sportivi che vi piacciono tanto? Quei momenti di intensa emozione, in cui gli atleti sembrano essere più che umani, dando il meglio di sé in ogni passo, in ogni bracciata, in ogni salto. Vi siete mai chiesti cosa succede prima che la magia si compia?

Lasciate che vi accompagni in un viaggio nel mondo degli atleti prima di un grande giorno, nel cuore dello spogliatoio e oltre, in un universo di preparazione che raramente vediamo. E in questo universo, uno dei segreti meglio custoditi per migliorare le prestazioni è il massaggio pre-gara.

Perché, vi chiederete? Immaginate di essere in procinto di correre una maratona, di avere tutta l'adrenalina che scorre nelle vene, l'eccitazione e i nervi a fior di pelle. Il vostro corpo è pronto, ma c'è qualcos'altro che potete fare per migliorare le vostre prestazioni. Il massaggio pre-gara può aiutarvi a raggiungere lo stato di prestazione ottimale, preparando i muscoli e la mente all'evento che vi attende.

Questo tipo di massaggio non è un semplice rilassamento. È un'arte e una scienza che combina le migliori tecniche di massaggio con una profonda conoscenza della fisiologia sportiva e delle prestazioni umane. Il tutto per aiutarvi a ottenere il massimo dalle vostre capacità e a raggiungere i vostri obiettivi sportivi.

Ora vi chiederete: come può un massaggio pre-gara migliorare le mie prestazioni? Non è solo un modo per rilassarsi prima di un evento?

Sono domande valide e per rispondervi dobbiamo capire un po' meglio come funziona il nostro corpo quando si prepara a un evento sportivo. Facciamo un esempio: immaginiamo che stiate per correre una gara di 100 metri. I vostri muscoli devono essere pronti a fare il primo passo esplosivo, devono essere "svegli" e pronti a rispondere ai vostri comandi. Ed è proprio questo che il massaggio pre-gara può fare per voi.

Nel prossimo capitolo analizzeremo in dettaglio come il massaggio pre-gara può preparare i muscoli, migliorare le prestazioni e portarvi a nuovi livelli nello sport. Prima, però, voglio invitarvi a fare un piccolo esercizio. Chiudete gli occhi e immaginate di essere in procinto di partecipare al vostro sport preferito. Sentite l'eccitazione e i nervi a fior di pelle. Ora immaginate di ricevere un massaggio pre-gara. Sentite come i vostri muscoli si rilassano, come si preparano, come vi sentite ora, siete più pronti a dare il meglio di voi stessi?

Questo è solo l'inizio del nostro viaggio nel mondo del massaggio pre-gara. Vi prometto che nei prossimi capitoli esploreremo più dettagliatamente come quest'arte possa aiutarvi a migliorare le vostre prestazioni e a raggiungere i vostri obiettivi sportivi. Siete pronti a fare questo salto? Lo spero, perché vi assicuro che sarà un viaggio affascinante.

Ora che avete avuto modo di sperimentare questa breve immersione nell'attesa di un evento sportivo, approfondiamo la scienza alla base del massaggio pre-gara. Ma per farlo, facciamo prima un piccolo viaggio indietro nel tempo.

Torniamo all'antica Grecia, luogo di nascita dei primi Giochi Olimpici. Gli atleti di allora conoscevano già il valore del massaggio prima della competizione. Ippocrate, noto come il padre della medicina, vissuto tra il 460 e il 370 a.C., parlava dell'importanza della "frizione" nel recupero degli atleti e nella preparazione ai giochi. Quindi no, il concetto di massaggio pre-gara non è nuovo, è vecchio di migliaia di anni.

Torniamo ora alla nostra epoca, e accendiamo i riflettori su alcune delle ricerche attuali. Ad esempio, uno studio del 2016 pubblicato sul Journal of Athletic Training ha rilevato che gli atleti che hanno ricevuto un massaggio prima della gara hanno mostrato una maggiore ampiezza di movimento e hanno provato meno dolore dopo la gara rispetto a quelli che non lo hanno fatto.

Ma come fa esattamente il massaggio pre-gara a migliorare le prestazioni? Per rispondere a questa domanda, dobbiamo considerare alcuni aspetti chiave della fisiologia sportiva.

In primo luogo, il massaggio pre-gara può contribuire ad aumentare l'afflusso di sangue ai muscoli. Ciò significa un maggiore apporto di ossigeno e sostanze nutritive a queste aree, che può contribuire a migliorare le prestazioni muscolari. In secondo luogo, può aiutare a rilassare i muscoli, migliorando la flessibilità e prevenendo le lesioni.

Ora immaginate per un attimo di essere un velocista che si prepara alla gara più importante della sua vita. Immaginate di essere sulla linea di partenza, con il cuore che batte nel petto. Ma grazie a un massaggio pre-gara, i vostri muscoli sono rilassati e pronti all'azione, la circolazione è ottimizzata e siete mentalmente concentrati e pronti a dare il massimo.

Aspetta, ho detto "mentalmente concentrato"? Sì, è vero, il massaggio pre-gara non ha solo effetti fisici, ma può anche aiutare a prepararsi mentalmente all'evento. In che modo? Beh, rilassando il corpo, il massaggio può aiutare a ridurre la tensione e lo stress, consentendo di concentrarsi meglio sull'evento che ci attende. All'apice delle prestazioni sportive, anche il minimo vantaggio mentale può fare la differenza tra il trionfo e la sconfitta.

E questo è solo l'inizio. Nella prossima sezione vi condurrò in un viaggio più approfondito attraverso la scienza e la pratica del massaggio pre-gara, fornendovi esempi concreti e consigli che potrete utilizzare per ottenere il massimo dalle vostre prestazioni sportive. Quindi resta con me, amico mio. Stiamo per immergerci ancora di più in questo mondo affascinante.

Continuando il nostro viaggio, arriviamo a un bivio dove incontriamo la scienza e la pratica del massaggio pre-gara. Qui approfondiamo le tecniche di massaggio specifiche e i loro benefici per l'atleta prima del grande evento.

Considerate il massaggio pre-gara come un vino pregiato: esistono varietà e tecniche per ogni occasione e per ogni individuo. Sebbene ogni tipo di massaggio abbia il suo scopo, la chiave è scegliere il tipo giusto per soddisfare le vostre esigenze specifiche prima della gara.

Ad esempio, se vi sentite nervosi e tesi prima di una gara, un massaggio svedese dolce e rilassante può essere di grande aiuto. Se invece avete bisogno di attivare e riscaldare i muscoli, un massaggio sportivo più rigoroso può essere la scelta migliore.

Ricordate che l'obiettivo principale del massaggio pre-gara è preparare il corpo e la mente a dare il meglio di sé. Inoltre, è emerso che la mente e il corpo sono così interconnessi che non è possibile preparare l'uno senza l'altro.

Vediamo un esempio di come funziona nella vita reale: avete mai sentito parlare di Michael Phelps? Sì, il famoso nuotatore olimpico. Secondo il suo allenatore, prima di ogni gara Michael riceveva un massaggio pre-gara. Non solo lo aiutava a preparare il suo corpo alla dura prova fisica che lo attendeva, ma gli concedeva anche un momento di concentrazione, per visualizzare la gara che stava per nuotare.

Phelps non è il solo. La stragrande maggioranza degli atleti d'élite di tutto il mondo utilizza il massaggio come parte integrante della routine pre-gara. Secondo uno studio del 2018 pubblicato sul Journal of Sports Sciences, il massaggio pre-gara può avere effetti psicologici positivi, come la riduzione dell'ansia e l'aumento della fiducia nelle prestazioni atletiche.

Inoltre, un altro studio pubblicato nel 2016 sul Journal of Sports Rehabilitation ha concluso che il massaggio pre-gara ha migliorato la flessibilità e le prestazioni degli atleti e ha diminuito la percezione del dolore dopo la gara.

Questi studi forniscono solide prove scientifiche a sostegno di ciò che gli atleti sanno da migliaia di anni: un massaggio pre-gara ben eseguito può fare una grande differenza per le prestazioni.

Cosa significa tutto questo per voi? Nel viaggio che stiamo facendo insieme, spero che stiate iniziando a vedere il valore e il potenziale del massaggio pre-gara. Non solo, ma spero che stiate iniziando a immaginare come poterlo incorporare nella vostra routine di preparazione alle gare.

Spero che in questa sezione vi siate divertiti quanto me. Se siete ancora qui con me, se siete arrivati fino a questo punto, significa che vi impegnate davvero per le vostre prestazioni sportive, che cercate ogni modo possibile per migliorare ed eccellere. E per questo vi ammiro. Quindi tenete aperta la mente, perché abbiamo ancora molto da esplorare nella prossima sessione del viaggio che stiamo intraprendendo insieme.

L'ultimo punto di questo capitolo è capire come personalizzare queste tecniche di massaggio per adattarle alle vostre esigenze specifiche prima della gara. Il massaggio pre-gara non è un approccio univoco e ciò che funziona per uno può non funzionare per un altro. Come si fa a capire qual è il tipo di massaggio più adatto a voi?

Per prima cosa bisogna capire che dipende da diversi fattori: il vostro sport specifico, la vostra condizione fisica e persino il vostro stato mentale prima della gara. Ma soprattutto è essenziale lavorare con una massaggiatrice sportiva professionista che comprenda queste variabili e possa personalizzare un regime di massaggio specifico per voi.

Mi piace molto una citazione di Gray Cook, fisioterapista ed esperto di prestazioni sportive, che dice: "Non dimenticate che la valutazione è un processo continuo, non un evento". Questo è particolarmente vero per il massaggio sportivo.

Deve adattarsi e cambiare con l'evoluzione e la crescita dell'atleta.

Questo ci porta all'importanza della comunicazione e della fiducia tra voi e il vostro terapeuta. Prendetevi il tempo necessario per esprimere le vostre preoccupazioni, i vostri obiettivi e tutti i cambiamenti che notate nel vostro corpo. Il vostro massaggiatore è un partner nel vostro viaggio verso prestazioni ottimali e una comunicazione chiara e aperta è la chiave per un rapporto di lavoro efficace.

Abbiamo fatto molta strada in questo capitolo, non è vero? Abbiamo svelato la scienza che sta alla base del massaggio pre-gara, abbiamo visto come gli atleti d'élite lo utilizzano nella loro preparazione e abbiamo iniziato a capire come si può personalizzare il massaggio per soddisfare le proprie esigenze.

Ma ecco il problema: questo è solo l'inizio del vostro viaggio. Ogni passo che farai, ogni capitolo che leggerai, ti porterà un passo più vicino alla comprensione di come il massaggio sportivo possa migliorare le tue prestazioni. E questo, amico mio, è ciò che rende il viaggio utile.

E con questo siamo giunti alla fine di questo capitolo. Sono entusiasta di ciò che ci aspetta. Nel prossimo capitolo esploreremo il massaggio post-gara e il suo ruolo cruciale nel recupero muscolare. Vi siete mai chiesti come facciano gli atleti a recuperare così rapidamente dopo una gara intensa? Nel prossimo capitolo sveleremo questo mistero. Vi prometto che sarà un viaggio emozionante, pieno di scoperte che cambieranno la vostra prospettiva sul recupero e sulle prestazioni.

Allora, siete pronti a voltare pagina, siete pronti a scoprire i segreti del massaggio post-competitivo? Se la risposta è sì, allora non aspettiamo più. Ci vediamo nel prossimo capitolo, amico mio, a presto!

Capitolo 8: Dopo la tempesta: Il ruolo del massaggio post-gara nel recupero muscolare

Avete mai guardato l'orizzonte dopo un temporale? L'aria sembra più pulita, il cielo più azzurro e il mondo in generale sembra essersi rinnovato. Qualcosa di simile accade nel vostro corpo dopo una gara o un allenamento intenso. Il vostro corpo ha attraversato una "tempesta" di sforzi e ora ha bisogno di recuperare e rigenerarsi.

È a questo punto, quando la polvere si è depositata e i muscoli iniziano a urlare, che il massaggio post-gara svolge un ruolo cruciale. Consideratelo come una squadra di pulizia che interviene dopo la tempesta per valutare i danni, avviare le riparazioni e preparare il terreno per la prossima sfida.

Ma cosa succede esattamente nel nostro corpo dopo un intenso sforzo fisico? E come può il massaggio sportivo aiutare in questo processo? Questo, caro amico, è proprio ciò che esploreremo in questo capitolo.

Cominciamo con un po' di scienza. Quando si fa esercizio fisico intenso, i muscoli producono una sostanza chiamata acido lattico. Questa sostanza, in piccole quantità, è perfettamente normale e il corpo ha i mezzi per eliminarla. Ma quando si accumula, può causare indolenzimento e affaticamento muscolare.

È qui che entra in gioco il massaggio post-gara. Uno dei suoi obiettivi principali è aiutare il corpo a eliminare l'acido lattico in eccesso e altre tossine. In questo modo, può ridurre l'affaticamento muscolare, diminuire l'infiammazione e accelerare i tempi di recupero.

Ma non è tutto: ricordate nel Capitolo 2 quando abbiamo parlato della connessione mente-corpo? Ebbene, è emerso che il massaggio post-gara ha un impatto significativo anche sulla mente. Può aiutare a rilassarsi, a ridurre lo stress e a migliorare l'umore. E, come sappiamo, una mente rilassata e positiva è un potente alleato nel recupero e nella preparazione alla prossima sfida.

Inoltre, non dimentichiamo l'effetto del massaggio sul sistema immunitario che abbiamo visto nel Capitolo 5. Stimolando la circolazione, il massaggio post-gara può aiutare il sistema immunitario a funzionare in modo più efficiente, il che è essenziale per mantenere il corpo sano e pronto per la prossima sfida.

Ma cosa succede se dopo una gara o un allenamento intenso non ci si dà il tempo di recuperare adeguatamente? Cosa succede se si ignorano i segnali del corpo e si continua come se nulla fosse?

Vi invito a riflettere per un momento su queste domande: pensate che sia possibile mantenere prestazioni ottimali senza dare al vostro corpo il tempo e le risorse di cui ha bisogno per recuperare? O pensate che alla fine questo atteggiamento possa portare a un vicolo cieco, segnato da infortuni e calo delle prestazioni?

Mentre riflettete su questo, lasciate che vi racconti un aneddoto di un famoso maratoneta.

Paul Tergat, il famoso maratoneta keniota, era noto non solo per i suoi impressionanti risultati sul percorso, ma anche per la sua filosofia di recupero. Tergat, che nel 2003 ha stabilito il record mondiale nella maratona di Berlino, credeva fermamente nell'importanza del riposo e del recupero. Diceva: "La velocità deriva da ciò che si fa nei giorni di allenamento. La resistenza deriva da ciò che si fa nei giorni di riposo".

Immaginate per un attimo di essere un atleta come Paul. Avete spinto il vostro corpo al limite, avete superato le vostre stesse aspettative e ora, finalmente, avete un momento per respirare. Vi buttereste immediatamente in un'altra gara o vi prendereste un po' di tempo per recuperare, per permettere al vostro corpo di guarire e diventare più forte?

Fortunatamente esistono esperti nel recupero, ed è qui che entra in gioco il massaggio post-gara.

Uno studio del 2012 di Crane et al. ha rilevato che il massaggio post-gara può ridurre l'infiammazione muscolare e promuovere la mitocondriogenesi, il processo attraverso il quale vengono generati nuovi mitocondri nelle cellule. E perché è importante? Perché i mitocondri sono responsabili della produzione di energia nelle nostre cellule. In altre parole, un massaggio dopo una gara o un allenamento può letteralmente aiutare a ricaricare le batterie a livello cellulare.

E come già detto, il massaggio non riguarda solo i muscoli e i tessuti. Ha anche un impatto notevole sullo stato mentale ed emotivo. Uno studio del 2016 pubblicato sul Journal of the American Academy of Child & Adolescent Psychiatry ha rilevato che il massaggio può persino ridurre i livelli di cortisolo, l'ormone dello stress.

Vi starete chiedendo: come funziona esattamente tutto questo? Cosa succede durante un massaggio post-gara che fa sì che abbia tutti questi effetti benefici?

Ebbene, amico mio, unisciti a me in questo affascinante viaggio attraverso i misteri del corpo umano e la scienza del massaggio sportivo... Ti assicuro che alla fine di questo viaggio vedrai il recupero sportivo con occhi diversi.

Vi ho chiesto di immaginare di essere un atleta alla fine di una gara. Riuscite a visualizzare la sensazione di stanchezza? Ora pensate a quanto sarebbe bello provare un sollievo quasi istantaneo da quella stanchezza. Vi piacerebbe, vero? Ebbene, questo è esattamente ciò che offre il massaggio post-gara.

Ora, immergetevi con me in una spiegazione più dettagliata di come funziona il tutto. Durante una gara o un allenamento intenso, i muscoli lavorano a pieno ritmo. Le fibre muscolari si contraggono e si dilatano ripetutamente, mentre si ha a che fare con un flusso costante di acido lattico, il sottoprodotto di tutto questo duro lavoro. L'acido lattico si accumula nei muscoli e può provocare indolenzimento e affaticamento. La sensazione di bruciore che si prova durante un esercizio fisico intenso è la prima introduzione all'acido lattico.

Ora immaginate che tutte queste tensioni e tossine vengano delicatamente rilasciate dai vostri muscoli da mani esperte che conoscono tutti i punti giusti da premere e la quantità di pressione da applicare. Ecco cosa può fare per voi un massaggio sportivo post-gara. Inoltre, come già detto, i benefici vanno oltre il semplice rilascio dell'acido lattico. Si riduce l'infiammazione muscolare, si accelera la produzione di nuovi mitocondri nelle cellule e si riduce lo stress mentale ed emotivo.

Un ottimo esempio di questa pratica è rappresentato dalla vita di Michael Jordan, l'iconico giocatore di basket. Nel documentario "The Last Dance" (2020), è stato rivelato che Jordan riceveva regolarmente massaggi durante la sua carriera per favorire il suo recupero. Il suo massaggiatore personale, George Mumford, ha svolto un ruolo fondamentale nelle sue prestazioni in campo, fornendogli i benefici fisici e psicologici del massaggio sportivo.

E non è necessario essere un atleta d'élite per godere dei benefici della terapia del massaggio. Indipendentemente dal livello di forma fisica, un massaggio post-gara può fare miracoli per il corpo e la mente. Dopo tutto, chi non vorrebbe sentirsi ringiovanito e rivitalizzato dopo una dura giornata di allenamento?

Come si vede, la strada per ottenere prestazioni ottimali non è solo ciò che si fa in campo, in pista o in palestra. È anche quello che si fa dopo. E qui il massaggio post-gara può essere la vostra arma segreta per il recupero e il successo. Vi assicuro che il vostro futuro vi ringrazierà per questo.

Per ricapitolare, in questo capitolo abbiamo intrapreso il viaggio che inizia alla fine di una gara, proprio quando il nostro corpo è esausto e ha bisogno di essere ripristinato. Abbiamo parlato di come il massaggio post-gara sia un alleato prezioso per riequilibrare l'organismo, aiutando a eliminare le tossine accumulate, a ridurre l'infiammazione e ad accelerare la produzione di nuovi mitocondri nelle cellule. Ci siamo anche meravigliati di come questa pratica possa avere un impatto sulla mente, alleviando lo stress e la tensione mentale.

Non è affascinante come le nostre mani, guidate dalla saggezza e dall'esperienza, possano fare così tanto per noi? Lo penso io e sono sicura che lo pensate anche voi. Ma aspettate, c'è di più. Il mondo del massaggio sportivo ha molte altre gemme da offrire.

Ricordate Michael Jordan e il suo massaggiatore personale, George Mumford? Beh, questa è solo la punta dell'iceberg. Le applicazioni del massaggio sportivo vanno ben oltre il recupero post-gara e nei prossimi capitoli vi illustrerò le varie applicazioni e come possono aiutarvi nel vostro percorso sportivo.

Nel prossimo capitolo, "Il massaggio come strumento di riabilitazione: Affrontare gli infortuni e accelerare il ritorno al gioco", approfondiremo come il massaggio sportivo possa essere un alleato prezioso nella riabilitazione degli infortuni sportivi. Analizzeremo come può aiutare a gestire il dolore, accelerare il recupero e prepararvi a tornare in azione più forti e più bravi che mai. Non perdetevi questo capitolo.

Spero che questo capitolo vi sia piaciuto tanto quanto è piaciuto a me scriverlo per voi. E ricordate, non sottovalutate mai il potere di un buon massaggio. Come sempre, questo viaggio lo facciamo insieme. Allora, siete pronti a continuare a esplorare l'affascinante mondo del massaggio sportivo? Diamoci dentro! Al prossimo capitolo, amico mio.

Capitolo 9: Il massaggio come strumento di riabilitazione: Affrontare gli infortuni e accelerare il ritorno al gioco.

Abbiamo già navigato insieme nei mari della prestazione sportiva e del recupero e se sei ancora con me, caro lettore, ti faccio le mie più sentite congratulazioni. Ora ci imbarchiamo in un nuovo viaggio, che alcuni di voi preferirebbero evitare, ma che è comunque parte integrante dello sport: gli infortuni.

Gli infortuni sono lo spettro che si aggira in ogni angolo del mondo dello sport, il prezzo che a volte si paga per spingere i propri limiti ed esplorare le proprie capacità. Ma cosa succede quando questo prezzo sembra troppo alto? Quando un infortunio vi mette fuori gioco, vi allontana dalla vostra passione? È allora che può subentrare lo sconforto. Tuttavia, il massaggio sportivo, nostro caro alleato, ha qualcosa da dire al riguardo. E credimi, caro lettore, è qualcosa che vorrai sentire.

Perché la riabilitazione è una parte fondamentale del processo sportivo. Perché la riabilitazione è una parte fondamentale del processo sportivo. Nel mondo dello sport, il dolore e gli infortuni sono purtroppo compagni abituali del nostro cammino. E se da un lato dobbiamo sempre cercare di prevenirli, come abbiamo detto nei capitoli precedenti, dall'altro dobbiamo essere pronti ad affrontarli quando arrivano.

Ma se vi dicessi che esiste uno strumento, una tecnica, che non solo può aiutarvi a gestire il dolore di un infortunio, ma può anche accelerare il vostro recupero e prepararvi a tornare in campo più forti che mai? Sarebbe qualcosa che catturerebbe il vostro interesse? Qualcosa che vi darebbe speranza nei momenti difficili della riabilitazione? Io scommetto di sì.

In questo capitolo esploreremo insieme come il massaggio sportivo possa essere quello strumento. Come può essere il vostro alleato nella lotta contro il dolore, il vostro partner sulla strada del recupero e la vostra guida in vista del ritorno al gioco. Siete pronti a intraprendere questo viaggio di scoperta con me? Vi assicuro che sarà un viaggio che vi aprirà gli occhi e, cosa più importante, vi offrirà nuove speranze e prospettive sul vostro percorso sportivo.

Ma prima di tuffarci nelle profondità della riabilitazione e del massaggio sportivo, lasciate che vi chieda questo: avete mai subito un infortunio sportivo? Come vi siete sentiti? Impotenti, frustrati, ansiosi di tornare in campo? E quando finalmente siete riusciti a farlo, come vi siete sentiti? È stata una strada accidentata o un viaggio tranquillo?

Queste domande, anche se possono sembrare personali, sono essenziali per comprendere appieno l'importanza di ciò che discuteremo in questo capitolo. Perché, vedete, la riabilitazione non è solo un processo fisico, ma anche un viaggio emotivo. E il massaggio sportivo può essere un supporto prezioso per entrambi gli aspetti.

Allora, siete pronti a scoprire come il massaggio sportivo può trasformare il vostro percorso di riabilitazione, come può facilitare il vostro ritorno sul campo da gioco e come può essere il vostro faro di speranza nei momenti di sconforto? Sì, avete letto bene. Ma come è possibile? Vediamo...

Per farlo, ci immergeremo nella scienza e nell'arte del massaggio sportivo e del suo ruolo nella riabilitazione. Per farlo, citerò alcune fonti preziose e autori rinomati che hanno svolto ricerche approfondite in questo campo. Uno di questi è James M. McKivigan, un fisioterapista che ha dedicato la sua vita alla riabilitazione sportiva. Nel suo libro "Sports Injury Management" (1997), Mckivigan illustra come le tecniche di massaggio aiutino a ridurre l'infiammazione e il dolore nella fase iniziale di un infortunio.

Quando si subisce una lesione, il corpo risponde inviando un afflusso di liquidi alla zona lesa nel tentativo di proteggere e riparare. Questa risposta è essenziale per la guarigione, ma causa anche infiammazione e dolore. È qui che interviene il massaggio sportivo.

Il massaggio aiuta a muovere questi fluidi attraverso il sistema linfatico, alleggerendo la pressione sui tessuti circostanti e riducendo l'infiammazione. Questo processo, a sua volta, allevia il dolore e consente una guarigione più rapida. Sorpreso? Lo so, è affascinante come un semplice tocco possa fare così tanto.

Ma non solo. Mentre la fase acuta di un infortunio richiede una manipolazione attenta e delicata, le fasi successive della riabilitazione possono beneficiare di tecniche di massaggio più intense. Nel suo "Sports Massage for Injury Care" (2009), Robert E. McAtee esplora come il massaggio sportivo possa aiutare a rompere il tessuto cicatriziale, migliorare la mobilità e accelerare il processo di recupero.

Quando una lesione inizia a guarire, il corpo forma un tessuto cicatriziale per proteggere l'area. Sebbene sia un meccanismo di difesa essenziale, questo tessuto è meno flessibile di quello normale e può causare rigidità e limitare la mobilità. Applicando pressione e allungando il tessuto, il massaggio sportivo può aiutare ad allineare le fibre di collagene del tessuto cicatriziale, migliorandone la flessibilità e la funzionalità.

Ma vi chiederete: posso davvero affidarmi a queste tecniche per riprendermi da un infortunio? La risposta è un secco sì. Nel corso dei decenni, numerosi studi scientifici hanno sostenuto i benefici del massaggio sportivo nella riabilitazione degli infortuni.

Per esempio, uno studio di Best et al. (2008) ha dimostrato che il massaggio sportivo ha contribuito ad accelerare il recupero negli atleti con distorsioni alla caviglia. Non è incredibile come la scienza avvalori ciò che i nostri antenati sapevano intuitivamente?

Inoltre, la bellezza del massaggio sportivo è che non è solo uno strumento fisico. È anche una risorsa emotiva. L'esperienza del tocco umano può fornire grande conforto e sostegno nei momenti di incertezza e ansia, come quelli che spesso si vivono durante la riabilitazione da un infortunio. Non è un aspetto da sottovalutare, perché il recupero non è solo fisico, ma anche mentale ed emotivo.

A proposito della dimensione emotiva della riabilitazione, ecco un personaggio davvero ispiratore: John. John è un appassionato maratoneta che ha subito un grave infortunio al ginocchio durante uno dei suoi allenamenti. Quel giorno il suo mondo si è fermato. La corsa, che era la sua passione, il suo sfogo, gli è stata portata via all'improvviso. Vi ricorda qualcosa?

Come voi, John voleva disperatamente tornare in pista. Così ha iniziato a integrare il massaggio sportivo nel suo programma di riabilitazione. All'inizio era scettico: il massaggio poteva davvero aiutarlo a recuperare più velocemente? Ma, deciso a fare tutto il possibile per tornare in pista, ha provato.

E, oh, quanto è stato sorpreso. Non solo ha trovato sollievo fisico nelle mani esperte del suo massaggiatore sportivo, ma anche un grande conforto emotivo. Il massaggio gli ha offerto uno spazio per rilassarsi, per scaricare lo stress e la frustrazione che provava a causa dell'infortunio. Ma non è tutto. Il miglioramento del suo infortunio è stato notevole. Ogni settimana sentiva il ginocchio rafforzarsi e la mobilità migliorare.

Dopo diversi mesi di massoterapia e riabilitazione, John è tornato a correre. Non solo, ma ha ottenuto il suo miglior tempo personale nella maratona successiva. È una fonte di ispirazione, non è vero?

Sono certo che vi starete chiedendo se potrebbe succedere anche a voi, se potreste essere il prossimo John, e la risposta è sì. Il massaggio sportivo può essere l'alleato di cui avete bisogno nel vostro percorso di recupero.

Forse, dopo aver letto il caso di John, vi sentite più aperti alla possibilità di integrare il massaggio sportivo nel vostro percorso di riabilitazione. Tuttavia, prima di buttarsi, è importante ricordare che ogni lesione, ogni corpo e ogni persona sono unici. Non tutte le tecniche di massaggio sono adatte a tutti. È essenziale consultare un professionista qualificato che possa sviluppare un piano di massaggio personalizzato in base alla lesione e alle esigenze individuali.

Detto questo, con la giusta guida, il massaggio sportivo può essere quello strumento prezioso che state cercando per accelerare il vostro recupero e tornare al gioco che amate. E mentre siete in viaggio, non dimenticate di godervi il viaggio. Dopo tutto, la riabilitazione non è solo una tappa da superare, ma anche un'opportunità per imparare, crescere e diventare più forti.

Non fidatevi della mia parola. Credeteci voi stessi. E se non ne siete sicuri, vi sfido a provarlo. Sperimentate in prima persona il sollievo, la speranza e i progressi che il massaggio sportivo può apportare al vostro processo di riabilitazione.

Allora, siete pronti ad affrontare la vostra guarigione con una nuova prospettiva e un nuovo strumento nelle vostre mani? Forza, vi manca solo un massaggio per accelerare il vostro percorso di guarigione!

Ecco, quindi, che abbiamo esplorato il meraviglioso mondo del massaggio sportivo come strumento di riabilitazione. Dall'inizio alla fine, abbiamo esplorato il meraviglioso mondo del massaggio sportivo come strumento di riabilitazione. Siamo partiti dal cuore della scienza, svelando i misteri di come il massaggio possa migliorare la guarigione dei tessuti e ridurre l'infiammazione. Abbiamo evidenziato il potere del massaggio nel ripristinare la mobilità e la forza e come possa essere un alleato nella lotta contro il dolore.

Abbiamo anche approfondito storie di vita reale: vi ho parlato di John e del suo percorso di superamento, ricordate? Una storia che ci insegna che non stiamo parlando solo di teoria, ma di un percorso reale ed efficace di recupero e superamento. Un percorso che anche voi potete seguire.

Ma forse una delle lezioni più preziose che abbiamo imparato insieme è che la riabilitazione va oltre il fisico. È un'esperienza olistica che comprende anche il benessere emotivo. E il massaggio sportivo, con la sua capacità intrinseca di alleviare lo stress e promuovere il rilassamento, può essere una strada per aiutarvi a navigare nelle acque agitate della riabilitazione.

In breve, il massaggio sportivo può essere quel faro di luce che vi guida verso il recupero, accelerando il vostro ritorno al gioco. Indipendentemente dallo sport praticato e dall'infortunio, il massaggio può essere un alleato. Basta dargli una possibilità.

Ora, so che queste informazioni sono state molte da digerire e che potreste sentirvi sopraffatti. Ma non preoccupatevi, stiamo facendo questo viaggio insieme, ricordate che sono vostra amica, sono qui per guidarvi.

Nel prossimo capitolo continueremo a esplorare il vasto mondo del massaggio sportivo. Vi mostrerò come il massaggio può aiutarvi a gestire lo stress sportivo. Sì, lo stress da sport. Sebbene lo sport possa essere una fonte di divertimento e benessere, può anche essere stressante. A parte gli infortuni, lo stress può essere uno dei maggiori ostacoli per gli atleti. Ma non preoccupatevi, il massaggio sportivo ha delle risposte anche per questo.

Siete pronti a scoprire come il massaggio sportivo può aiutarvi a respirare, a distendervi e a lasciar andare tutte le tensioni? Siete pronti a scoprire come gestire lo stress in modo più sano e produttivo? Siete pronti ad affrontare la vostra prossima sfida con una mente calma e un corpo rilassato?

Ci vediamo nel prossimo capitolo, amico mio. Ti prometto che sarà un'avventura da non perdere. Insieme, impareremo ad affrontare e superare lo stress sportivo, aprendo la porta a prestazioni ottimali. Ti unirai a me?

Capitolo 10: Respirare, allungare, rilasciare: Il ruolo del massaggio nella gestione dello stress sportivo.

Prima di continuare, vi invito a fare una breve pausa. Chiudete gli occhi e fate un respiro profondo: riuscite a sentire i vostri polmoni riempirsi d'aria, il vostro petto espandersi? Ora espirate lentamente, rilasciando ogni tensione, ogni preoccupazione. Questo è il potere del respiro, dello stiramento, del rilascio.

Ora, potreste chiedervi: che cosa ha a che fare questo con il massaggio sportivo? Beh, sareste sorpresi di sapere quanto.

Lo stress, caro lettore, è una costante della nostra vita. Lo sperimentiamo in gradi e forme diverse. E sì, è presente anche nello sport. A volte è mascherato da nervosismo prima di una gara importante, oppure si manifesta come frustrazione quando non si raggiunge un obiettivo personale. Può essere l'ansia che nasce quando un infortunio ci allontana dall'attività che amiamo, o la pressione di dover performare ad alto livello. Lo stress da sport è reale e può influenzare profondamente le prestazioni, il recupero e il piacere dello sport.

In questo capitolo analizzeremo quindi come il massaggio sportivo possa svolgere un ruolo fondamentale nella gestione dello stress sportivo. Proprio come il respiro profondo e liberatorio che avete appena fatto, il massaggio può aiutarvi a respirare, allungare e rilasciare tutte le tensioni. Non solo, ma può anche insegnare a capire e a gestire lo stress in modo più sano e produttivo.

Perché è così importante? È molto semplice. Un atleta stressato non è un atleta efficace. Le ricerche hanno dimostrato che lo stress può influenzare negativamente la concentrazione, le prestazioni, il recupero e persino aumentare il rischio di lesioni. Secondo le parole di Hans Selye, riconosciuto come il "padre dello stress", "è lo stress che rende la vita un'avventura o un'esistenza senza vita, è lo stress che può tirare fuori il meglio e il peggio di noi" (Selye, 1976).

E se potessimo imparare a gestire meglio lo stress? Se potessimo usarlo per migliorare, anziché diminuire, le nostre prestazioni? Siete pronti a scoprirlo? Siete pronti a intraprendere una nuova tappa del vostro viaggio verso prestazioni ottimali?

Perché è esattamente quello che faremo. Ma prima di addentrarci nei modi in cui il massaggio sportivo può aiutarvi a gestire lo stress, è essenziale capire un po' meglio questo "nemico" che stiamo cercando di combattere.

Lo stress, nella sua forma più elementare, è la risposta dell'organismo alle richieste e alle sfide. È il modo in cui il nostro corpo si prepara ad affrontare una sfida o una minaccia. Sebbene possa essere utile in alcune situazioni, il problema sorge quando lo stress diventa cronico e costante. Quando il nostro corpo è in uno stato continuo di "lotta o fuga", gli effetti possono essere devastanti.

Ricordate quando prima ho parlato di Hans Selye, che nel suo libro "Lo stress della vita" (1956) ha descritto questo fenomeno come "sindrome generale di adattamento". Secondo Selye, quando affrontiamo lo stress, il nostro corpo attraversa tre fasi: allarme, resistenza ed esaurimento. Nella fase di allarme, il nostro corpo si prepara al "combattimento". Se lo stress persiste, entriamo nella fase di resistenza, in cui il nostro corpo cerca di adattarsi e di combattere lo stress. Ma se lo stress persiste ulteriormente, entriamo nella fase di esaurimento, in cui le nostre risorse si esauriscono e i danni possono essere significativi.

Vi suona familiare? Se siete atleti, potreste identificarvi con questo ciclo. Ed è qui che il massaggio sportivo può svolgere un ruolo fondamentale. Ma come può il massaggio aiutarvi a spezzare questo ciclo di stress?

Considerate il massaggio come un modo per "resettare" il vostro corpo. Un buon massaggio può aiutare a rilassare i muscoli, a migliorare la circolazione e a sciogliere le tensioni accumulate. Ma può anche fare di più. Può aiutarvi a entrare in contatto con il vostro corpo in un modo che poche altre terapie possono fare.

Ricordate la sensazione di liberazione che avete provato quando avete fatto un respiro profondo all'inizio di questo capitolo? Ecco cosa può fare per voi un buon massaggio. Non solo può sciogliere le tensioni fisiche, ma può anche aiutare a liberare le tensioni emotive e mentali che spesso vanno di pari passo con lo stress.

Non mi sto inventando nulla. Uno studio di Field et al. (2005) ha rilevato che il massaggio può ridurre la produzione dell'ormone dello stress, il cortisolo, e aumentare la produzione di endorfine, gli "ormoni della felicità". In altre parole, un buon massaggio può aiutare a sentirsi meno stressati e più felici.

Ma il massaggio può anche insegnare preziose abilità di autogestione dello stress. Per esempio, durante una seduta di massaggio si può imparare a prestare attenzione ai segnali del corpo, a identificare le aree di tensione e a rilasciarle consapevolmente. Potete imparare a respirare in modo più efficace, ad allungare i muscoli in modo più efficiente e a sciogliere le tensioni che non vi servono.

State iniziando a capire come tutti questi pezzi si incastrino tra loro e come il massaggio sportivo possa essere un potente strumento nel vostro arsenale di gestione dello stress? Sono certo che non vedete l'ora di saperne di più. E non preoccupatevi, ci sarà molto altro da dire. Ma per ora facciamo una pausa. Prendetevi un momento per riflettere su quanto abbiamo discusso finora. E quando sarete pronti, vi aspetterò nella prossima sezione per continuare questo emozionante viaggio insieme.

E se vi dicessi che esiste un metodo, un approccio unico, che ha aiutato migliaia di atleti a rimanere connessi, presenti e in controllo nei momenti più stressanti? Non si tratta di una pozione magica o di una pillola misteriosa. È qualcosa che avete già esplorato in questo capitolo: il massaggio sportivo. Impressionante, vero?

Vi racconto la storia di Sarah, una maratoneta impegnata che aveva a che fare con alti livelli di stress. Era costantemente preoccupata per la sua prestazione, il suo tempo, la sua posizione in gara. Questa costante preoccupazione l'ha portata a uno stato di burnout e ha iniziato a sentirsi completamente scollegata dalla sua passione per la corsa. Fino a quando ha deciso di provare il massaggio sportivo.

All'inizio Sarah era scettica. Ma dopo la prima seduta di massaggio ha notato una differenza. Non solo si sentiva fisicamente più rilassata, ma anche mentalmente più lucida. Lo stress e le preoccupazioni erano diminuiti e lei era invece presente e connessa al suo corpo. Il motivo? Durante il massaggio, Sarah ha imparato a concentrarsi sul respiro, a sciogliere le tensioni del corpo e a lasciar andare le preoccupazioni della mente.

Questo è esattamente ciò che ha scoperto Robert A. Levenson nel suo libro "Emotion, Physiology, and Expression" (1992). Quando siamo stressati, il nostro corpo si tende. Ma quando ci rilassiamo e ci concentriamo sul respiro, come durante un massaggio, il nostro corpo rilascia la tensione. E quando il corpo si rilassa, la mente lo segue. Questo è il potere del massaggio sportivo nella gestione dello stress.

Ma non è tutto. Considerate il massaggio sportivo come una forma di meditazione in movimento. Durante un massaggio, si diventa più consapevoli del proprio corpo e delle sue sensazioni. Si iniziano a notare le aree di tensione, i punti in cui ci si sente rigidi o a disagio. E con ogni respiro, con ogni rilascio di tensione, si inizia a connettersi più profondamente con se stessi.

Non è incredibile come una cosa semplice come un massaggio possa avere un impatto così profondo, come possa insegnare a gestire meglio lo stress, a essere più presenti e a sentirsi più connessi con se stessi? A mio parere, è davvero incredibile. Ma prima di lasciarvi trasportare, vi ricordo che questo è solo l'inizio. Abbiamo ancora molto da esplorare in questo affascinante viaggio di scoperta. Quindi prendetevi un momento per respirare, per digerire tutto ciò che abbiamo discusso e, quando sarete pronti, ci addentreremo ancora di più nell'incredibile mondo del massaggio sportivo nella gestione dello stress. Siete pronti ad andare avanti? Non vedo l'ora di vedere cos'altro ci aspetta all'orizzonte.

Sicuramente ora, alla fine di questo viaggio, vi sentirete un po' più vicini alla comprensione dell'immenso impatto che il massaggio sportivo può avere sulla gestione dello stress. E forse, solo forse, vi sentite un po' più rilassati, un po' più connessi e un po' più in controllo. Incredibile, vero?

Ricordate Sarah, la maratoneta di cui abbiamo parlato prima? Ha trovato nel massaggio sportivo uno strumento prezioso per gestire lo stress. E lo studio di Robert A. Levenson? Ha dimostrato come una cosa semplice come concentrarsi sulla respirazione possa sciogliere la tensione e, in ultima analisi, ridurre lo stress.

Forse, ora che siete arrivati fin qui, potete riflettere sui modi in cui il massaggio sportivo potrebbe aiutare anche voi: potrebbe essere il tassello mancante nella vostra strategia di gestione dello stress? Potrebbe essere l'elemento che vi permette di dare il meglio di voi stessi e di godervi il vostro sport con rinnovata pace e tranquillità?

No, non fraintendetemi. Non sto dicendo che il massaggio sportivo sia una bacchetta magica in grado di eliminare tutto lo stress dalla vostra vita. Ma sto suggerendo che potrebbe essere una parte importante del vostro arsenale di gestione dello stress. E, chissà, potrebbe anche aiutarvi a scoprire un nuovo livello di prestazioni che non sapevate di avere.

Cosa ci aspetta? Ci aspetta un viaggio entusiasmante. Nel prossimo capitolo esploreremo come il massaggio sportivo si sia adattato ed evoluto con la rivoluzione tecnologica. Riuscite a immaginare come potrebbero essere le sessioni di massaggio con l'aiuto di tecnologie all'avanguardia? O come l'intelligenza artificiale potrebbe personalizzare il vostro massaggio sportivo per ottenere i migliori risultati possibili?

Ecco cosa vi aspetta nel prossimo capitolo. E credetemi, non vorrete perdervelo. Quindi chiudete gli occhi, fate un respiro profondo e, quando siete pronti, aprite il prossimo capitolo di questa incredibile avventura. Vi prometto che non rimarrete delusi.

Pronti ad andare avanti? Ci vediamo nel prossimo capitolo, amico mio. Ci vediamo lì.

Capitolo 11: Il massaggio e la rivoluzione tecnologica: le ultime innovazioni e gli ultimi gadget

Avete mai guardato la notte stellata, meravigliandovi della vastità dell'universo? Ognuno di quei lampi di luce ci ricorda quanto siamo infinitamente piccoli e quanto sia sconcertante la vastità di tutto ciò che è al di là della nostra portata. Ma se riflettete un po' di più, scoprirete anche che ogni stella è un simbolo di possibilità, una testimonianza del fatto che anche nell'oscurità la luce trova sempre un modo per brillare.

Così è per la tecnologia. Come le stelle nella notte, la tecnologia è una fonte di luce nell'oscurità, una promessa di infinite possibilità. E questo è più evidente che nel campo del massaggio sportivo. Ma perché dovrebbe interessarvi, perché dovrebbe interessarvi come la tecnologia sta cambiando il modo di praticare il massaggio sportivo?

La risposta è semplice: perché la tecnologia ha il potenziale per rivoluzionare il modo in cui ci prendiamo cura del nostro corpo e ottimizziamo le nostre prestazioni.

Pensateci un attimo. Pensate a come la tecnologia abbia cambiato quasi ogni aspetto della nostra vita quotidiana. Dal modo in cui comunichiamo al modo in cui ci spostiamo, dal modo in cui facciamo acquisti al modo in cui ci intratteniamo. Perché il massaggio sportivo dovrebbe fare eccezione? In effetti, con i progressi a cui stiamo assistendo, potremmo essere sull'orlo di una vera e propria rivoluzione nel modo di intendere e praticare il massaggio sportivo. E questo, amico mio, è qualcosa di cui dovresti essere entusiasta.

Quali cambiamenti sta apportando la tecnologia nel campo del massaggio sportivo? Quali innovazioni stanno cambiando il modo in cui i terapisti lavorano e gli atleti recuperano? E soprattutto, come possono aiutarvi questi progressi, sia che siate atleti d'élite, appassionati di fitness o semplicemente persone che vogliono prendersi cura del proprio corpo?

In questo capitolo intraprendiamo un viaggio affascinante nel cuore della rivoluzione tecnologica del massaggio sportivo. Esamineremo le innovazioni e i gadget più recenti e vedremo come stanno cambiando il modo di lavorare dei terapisti del massaggio sportivo. Ma non preoccupatevi, non è necessario essere esperti di tecnologia per seguirci. Tutto ciò che serve è una mente aperta e la volontà di esplorare nuove possibilità.

Quindi rilassatevi, mettete la mente in modalità esplorativa e scopriamo insieme cosa offre la tecnologia nel mondo del massaggio sportivo. Siete pronti per l'avventura? Iniziamo!

Per cominciare, torniamo un po' indietro nel tempo. Sì, so che può sembrare controintuitivo iniziare un capitolo sulla tecnologia parlando del passato, ma credetemi, ha senso. Perché per apprezzare davvero l'impatto della tecnologia sul massaggio sportivo, dobbiamo capire da dove veniamo. E per farlo, dobbiamo tornare indietro ai giorni in cui i terapisti del massaggio sportivo si affidavano esclusivamente alle loro mani e alla loro intuizione.

Immaginate un massaggiatore dell'antica Grecia che lavora su un atleta dopo una giornata estenuante ai Giochi Olimpici. Non esistevano dispositivi a ultrasuoni, elettrostimolatori o altri strumenti sofisticati che oggi associamo al massaggio sportivo. No, tutto ciò che il massaggiatore aveva era la sua conoscenza dell'anatomia umana, la sua abilità manuale e il suo istinto.

Da quegli umili inizi, abbiamo fatto molta strada. Oggi la tecnologia è diventata parte integrante del massaggio sportivo. E quando parliamo di tecnologia, non ci riferiamo solo a gadget e aggeggi. Parliamo anche di progressi nel modo in cui comprendiamo e applichiamo la scienza del massaggio.

Sapevate, ad esempio, che il modo in cui vediamo e trattiamo il tessuto fasciale è cambiato radicalmente negli ultimi decenni? Grazie ai progressi della tecnologia di imaging, oggi sappiamo che la fascia, quella sottile rete di tessuto connettivo che avvolge i nostri muscoli e organi, svolge un ruolo cruciale nelle nostre prestazioni e nel nostro benessere. Questa comprensione ha portato a nuove tecniche e approcci nel massaggio sportivo, come il Rolfing e il rilascio miofasciale.

Ma torniamo ai gadget e agli aggeggi, che so essere ciò che vi interessa davvero. Come ho già detto, oggi i massaggiatori sportivi hanno a disposizione un'incredibile gamma di strumenti tecnologici. Dai dispositivi a ultrasuoni che possono accelerare la guarigione delle lesioni muscolari e dei tessuti molli, alle macchine per l'elettrostimolazione che possono aiutare a rafforzare i muscoli e a migliorare la circolazione.

Inoltre, sono stati sviluppati e lanciati sul mercato massaggiatori elettrici di ogni tipo. Dalle pistole per massaggi che si possono portare nella borsa della palestra, alle poltrone per massaggi complete che possono offrire un massaggio completo nel comfort della propria casa.

E non è tutto. Grazie ai progressi dell'intelligenza artificiale e della robotica, oggi disponiamo di robot per massaggi in grado di replicare le tecniche di una massaggiatrice umana. Questi dispositivi sono in grado di imparare dalle vostre preferenze e di adattare la loro tecnica alle vostre esigenze specifiche. Non è incredibile?

Tuttavia, non si tratta solo di gadget e dispositivi high-tech. La tecnologia sta cambiando anche il modo in cui i terapisti del massaggio sportivo imparano e affinano le loro competenze. Grazie alla realtà virtuale e alla realtà aumentata, è ora possibile praticare le tecniche di massaggio in un ambiente virtuale prima di applicarle su un cliente reale.

Tutte queste innovazioni stanno trasformando il modo in cui i massaggiatori sportivi lavorano e gli atleti recuperano. La cosa migliore è che questi progressi sono anche a portata di mano. Sì, anche voi potete beneficiare della rivoluzione tecnologica del massaggio sportivo. Volete sapere come? Continuate a leggere e lo scoprirete.

Mentre ci addentriamo nella tecnologia, è interessante parlare di alcuni esempi concreti di come la tecnologia stia trasformando il massaggio sportivo. E no, non ci limiteremo alla teoria, ma esamineremo esempi reali che ci porteranno alla pratica.

Il primo è la già citata pistola per massaggi. Non si tratta solo di un giocattolo di lusso per gli appassionati di tecnologia, ma di un potente strumento per alleviare la tensione muscolare e migliorare il recupero dopo l'esercizio. Sì, proprio nelle vostre mani potete tenere un dispositivo in grado di fornire un massaggio profondo dei tessuti e di alleviare quei fastidiosi nodi muscolari che rendono la vita così difficile dopo un duro allenamento.

La Theragun, ad esempio, ha ricevuto una notevole attenzione negli ultimi anni. Ne avete mai sentito parlare? Si tratta di una pistola per massaggi a percussione utilizzata dagli atleti professionisti di tutto il mondo, che aiuta ad alleviare la tensione muscolare e ad accelerare il recupero dopo l'allenamento. Cosa direste se vi dicessi che la Theragun è in grado di colpire i muscoli a una velocità di 40 volte al secondo? Riuscite a immaginarlo? (Therabody, 2020).

Un altro esempio affascinante è il dispositivo di elettrostimolazione, uno strumento potente che può aiutare a rafforzare i muscoli e migliorare la circolazione. Compex, ad esempio, è un marchio ben noto in questo campo, con una varietà di dispositivi che possono essere utilizzati per tutto, dal riscaldamento al recupero, fino alla forza e alla resistenza muscolare. E non è necessario essere professionisti per utilizzarli (Compex, 2021).

Parliamo ora dei robot massaggiatori: sembrano usciti da un film di fantascienza, vero? Ma credetemi, sono qui e stanno cambiando il gioco. SoftBank Robotics, ad esempio, ha recentemente presentato Emma, un robot massaggiatore in grado di eseguire un massaggio profondo dei tessuti e di personalizzare la tecnica in base alle esigenze del cliente. Immaginate di avere la vostra massaggiatrice personale disponibile 24 ore su 24, 7 giorni su 7, senza dover prendere appuntamento (SoftBank Robotics, 2022).

Infine, ma non meno importante, ci sono i progressi della realtà virtuale e della realtà aumentata. Grazie a queste tecnologie, i massaggiatori possono imparare e affinare le loro abilità in un ambiente sicuro e controllato. Per esempio, l'azienda ImmersiveTouch ha sviluppato un simulatore di realtà virtuale che consente ai terapisti di praticare le tecniche di massaggio in un ambiente 3D prima di applicarle su un cliente reale. Non è incredibile? (ImmersiveTouch, 2023).

Questi sono solo alcuni esempi di come la tecnologia stia trasformando il massaggio sportivo. Ma soprattutto, si tratta di strumenti che anche voi potete utilizzare per prendervi cura del vostro corpo e migliorare le vostre prestazioni. Allora, siete pronti ad abbracciare la rivoluzione tecnologica? Perché, credetemi, questo è solo l'inizio. Il futuro del massaggio sportivo è luminoso e ricco di possibilità. E lo è anche per voi,

Ma fermiamoci un attimo: ricordate come abbiamo iniziato questo capitolo? Abbiamo parlato dell'importanza della tecnologia nel massaggio sportivo e del suo impatto sulla nostra capacità di migliorare le prestazioni e il recupero. Non trovate affascinante la rapidità con cui la tecnologia si è evoluta e come viene utilizzata per cambiare il volto del massaggio sportivo?

Il grande Albert Einstein una volta disse: "Non ho un talento speciale. Sono solo appassionatamente curioso" (Einstein, 1952). In questo capitolo abbiamo esplorato la nostra curiosità insieme alla tecnologia e a come questa stia ridefinendo il massaggio sportivo. Abbiamo aperto la porta a un mondo di possibilità che vanno oltre le tecniche di massaggio tradizionali.

Anche se può sembrare un po' intimidatorio, non è necessario essere un genio della tecnologia per beneficiare di queste innovazioni. Che si scelga di provare una pistola per massaggi, un dispositivo di elettrostimolazione o addirittura di adottare l'assistenza di un robot per massaggi, l'obiettivo è lo stesso: migliorare le prestazioni, accelerare il recupero e aiutare a raggiungere il proprio potenziale.

Questo capitolo è stato solo uno sguardo al futuro del massaggio sportivo, uno sguardo alle possibilità illimitate che la tecnologia ci offre. Ma non è emozionante sapere che il futuro del massaggio sportivo è luminoso e pieno di innovazioni e opportunità?

Ricordate che non si tratta solo di adottare le ultime tecnologie, ma di capire come questi strumenti possono migliorare il vostro benessere e le vostre prestazioni sportive. Vi invito quindi a mantenere una mente aperta, a essere curiosi e a esplorare le possibilità offerte dalla tecnologia.

Ma sapete cosa è ancora più eccitante? Questo è solo l'inizio. Nel corso di questo viaggio insieme, scopriremo ancora di più sulla scienza del massaggio sportivo e su come utilizzarlo per migliorare la vostra vita.

Siete pronti per il prossimo capitolo? Nel Capitolo 12 esploreremo il massaggio sportivo per gli atleti senior. Analizzeremo le sfide uniche che questi atleti devono affrontare e come il massaggio sportivo può aiutarli a superarle. Vi prometto che sarà altrettanto emozionante e illuminante di questo. Allora, siete pronti a continuare a imparare e a crescere insieme? Non vedo l'ora di condividere con voi il prossimo capitolo del nostro viaggio - ci vediamo lì!

Continuando sulla stessa linea, è importante capire che la chiave per prendersi cura efficacemente degli atleti anziani non è trattarli come se fossero giovani, ma riconoscere e rispettare l'unicità della loro esperienza. Questa prospettiva richiede un cambiamento fondamentale nel modo di pensare all'invecchiamento e alle prestazioni sportive. Invece di considerare l'invecchiamento come uno svantaggio, possiamo imparare a vederlo come un'opportunità per adattare e ottimizzare le nostre tecniche di massaggio sportivo.

Se avete mai pensato di essere troppo vecchi per praticare sport o di non poter più competere allo stesso livello di prima, lasciate che vi dica qualcosa. Il dottor Hiroshi Nose, professore di medicina presso l'Università di Shinshu in Giappone, ha condotto nel 2007 uno studio che potrebbe cambiare il modo di considerare l'invecchiamento e le prestazioni sportive. Lo studio ha esaminato uomini di 60 e 70 anni che svolgevano regolarmente attività fisica, tra cui camminare per 8.000 passi al giorno e fare esercizi di resistenza due volte alla settimana. I risultati sono stati sorprendenti. Dopo cinque anni, questi uomini hanno mostrato un miglioramento della resistenza, della forza muscolare e della composizione corporea.

Questo dimostra che, con la giusta attenzione e cura, gli atleti più anziani possono ancora raggiungere obiettivi e stabilire record personali. Non è stimolante? È come se l'età fosse solo un numero, mentre la vera misura delle nostre capacità non sta nel numero di anni vissuti, ma nel modo in cui scegliamo di vivere ciascuno di quegli anni.

In questa parte del viaggio, ci concentriamo sulla scoperta di come il massaggio sportivo possa aiutare gli atleti più anziani a continuare a sfidare se stessi e a praticare i loro sport preferiti. Anche se le tecniche specifiche possono variare, l'idea principale è sempre la stessa: adattare, personalizzare e ottimizzare. Non si tratta solo di alleviare il dolore o la tensione, ma anche di migliorare la mobilità, aumentare la circolazione e mantenere uno stato mentale positivo.

Forse starete pensando: come può il massaggio sportivo aiutare tutto questo, non si tratta solo di strofinare e premere sui muscoli? Se ci seguite dall'inizio, sapete già che il massaggio sportivo è molto di più. Nei capitoli precedenti abbiamo parlato di come il massaggio possa influenzare il sistema immunitario, migliorare le prestazioni sportive e accelerare il recupero. Ora applichiamo tutte queste conoscenze a un gruppo di atleti con esigenze e obiettivi specifici.

È vero che il massaggio sportivo per gli atleti più anziani può sembrare una sfida. Ma non è forse vero che le sfide ci fanno crescere e migliorare? Non è forse vero che ogni sfida è un'opportunità per imparare qualcosa di nuovo? Quindi andiamo avanti, caro amico, continuiamo a esplorare e scoprire insieme. C'è ancora tanto da imparare e sono sicura che sarai all'altezza della sfida.

Capitolo 12: Massaggio sportivo per gli atleti anziani: affrontare le sfide più particolari

La prima volta che siete saliti su una bicicletta, vi ricordate quella sensazione di libertà, di velocità, di avventura? La sensazione che, mentre pedalate, portate con voi tutte le vostre paure e i vostri problemi e li portate così lontano che non li vedete nemmeno nello specchietto retrovisore. È questo che facciamo con lo sport, no? Diciamo addio alle preoccupazioni e ci abbandoniamo allo sfogo, all'adrenalina, alla soddisfazione di ogni bracciata, di ogni passo, di ogni respiro. Tuttavia, con il passare del tempo, le nostre esperienze e le nostre sfide si evolvono. Cosa succede allora quando amiamo ancora questo sport, ma il nostro corpo sembra voler abbandonare la battaglia?

Caro lettore, che tu sia un atleta veterano o un terapista del massaggio sportivo, stai per intraprendere un viaggio emozionante in un campo che è stato oggetto di notevoli ricerche e discussioni: il massaggio sportivo per gli atleti più anziani. Perché questo argomento è importante, ti chiederai? Il massaggio sportivo non è lo stesso indipendentemente dall'età di chi lo riceve? Ah, caro lettore, proprio come un buon vino richiede un diverso processo di invecchiamento per dispiegare il suo sapore, le tecniche di massaggio devono adattarsi alle mutevoli sfumature del nostro corpo quando invecchiamo.

Nelle prossime pagine daremo uno sguardo alle sfide uniche e alle soluzioni innovative che sono emerse nel mondo del massaggio sportivo per gli atleti anziani. Siete pronti a tuffarvi nelle acque rivitalizzanti della terapia del massaggio per gli atleti senior?

Partiamo dall'inizio. Il corpo umano è una macchina incredibilmente adattabile, ma non è esente dalle inevitabili conseguenze dell'invecchiamento. Le articolazioni diventano più rigide, la massa muscolare diminuisce e il recupero diventa più lento. Sembra scoraggiante, vero? Ma aspettate, non chiudete ancora il libro. È vero che queste sono realtà dell'invecchiamento, ma non è forse vero che vivere significa affrontare e superare le sfide? Quindi perché dovrebbe essere diverso quando si tratta del nostro corpo e dello sport che amiamo?

L'adattabilità è un tratto distintivo dell'essere umano e l'adattamento è in effetti il primo passo nel nostro viaggio verso l'ottimizzazione del massaggio sportivo per gli atleti più anziani. Grazie a una comprensione più approfondita della fisiologia dell'invecchiamento, i massaggiatori possono regolare e adattare le loro tecniche per adattarsi a questi cambiamenti, fornendo un trattamento più efficace e personalizzato.

Avete notato che, con l'avanzare dell'età, avete bisogno di più tempo per riscaldarvi prima di allenarvi e che gli infortuni richiedono più tempo per guarire? Non siete i soli. Si tratta di un fenomeno comune alla maggior parte degli atleti anziani. Si tratta di una diminuzione della capacità di recupero. No, non è solo una vostra immaginazione, è reale, è vero e, soprattutto, è normale. Come affrontare questo ostacolo sulla strada del benessere? È qui che entra in gioco il massaggio sportivo, uno strumento potente nella nostra cassetta degli attrezzi per la salute e il benessere.

Ora vi faccio una domanda: vi ricordate il nome di Ida Rolf? Ida Rolf era una biochimica americana che, negli anni Cinquanta, sviluppò una forma di terapia del massaggio nota come Rolfing o Terapia di Integrazione Strutturale. Ida Rolf credeva nel potere del massaggio di riallineare e bilanciare l'intero corpo. Sì, avete capito bene, tutto il corpo. Non solo i muscoli che si usano per sollevare pesi o quelli che si usano per correre, ma l'intero sistema.

Ora vi starete chiedendo: cosa c'entra tutto questo con gli atleti senior? Beh, tutto. Comprendendo le idee di Ida Rolf e il suo approccio olistico, possiamo iniziare a capire come il massaggio sportivo possa essere utilizzato non solo per trattare una lesione specifica, ma anche per affrontare la totalità dell'esperienza fisica di una persona.

Immaginate una seduta di massaggio che non si concentri solo sul ginocchio che vi dà fastidio, ma anche sul modo in cui quel ginocchio si collega al resto del corpo. Invece di vedere il corpo come un insieme di parti individuali, ognuna delle quali opera nella propria bolla, l'approccio olistico ci permette di vedere il corpo come una rete interconnessa di parti che lavorano insieme. Vedete la differenza?

La bellezza di questo approccio risiede nella sua adattabilità. Un terapista formato in questo tipo di massaggio può adattare il trattamento alle esigenze specifiche di ogni individuo, tenendo conto del suo livello di forma fisica, della sua storia di infortuni e persino dei suoi obiettivi sportivi.

Ora, potreste pensare: "Sembra fantastico, ma funziona davvero?". La risposta è un sonoro sì. Nel 2015, uno studio pubblicato sul Journal of Aging and Physical Activity ha dimostrato che i programmi di massaggio adattati alle esigenze individuali degli atleti senior possono avere un impatto significativo sulle loro prestazioni e sul recupero. In altre parole, il massaggio sportivo, se eseguito correttamente e personalizzato per l'individuo, può aiutare a superare molte delle sfide affrontate dagli atleti senior. Non è incredibile?

Mentre procediamo in questo viaggio, ricordiamo che ognuno di noi è unico. Ogni corpo ha la sua serie di sfide e ogni mente ha la sua percezione di tali sfide. Pertanto, nel tentativo di massimizzare il nostro benessere quando invecchiamo, dobbiamo adottare un approccio che affronti sia la mente che il corpo. Perché, in fondo, non è questo il vero significato di benessere?

Nel proseguire questo viaggio di scoperta, dobbiamo ricordare che non esiste un approccio unico per tutti. Che cosa significa questo per te, caro lettore? Significa che avete la possibilità di prendere in mano il vostro benessere fisico e di personalizzarlo in base alle vostre esigenze individuali. Non è un'idea che vi dà forza?

Mi spiego meglio con un esempio. Supponiamo che siate un maratoneta di 65 anni che si è recentemente ripreso da un infortunio al ginocchio. Avete provato di tutto, dalla fisioterapia all'agopuntura, ma niente sembra aiutare ad alleviare il dolore persistente. Piuttosto che rinunciare alla vostra passione per la corsa, decidete di provare il massaggio sportivo. Il terapeuta, sfruttando le sue conoscenze e la sua esperienza, sviluppa un piano di trattamento personalizzato che si rivolge alle aree problematiche, ma si estende anche a tutto il corpo. Con il tempo, non solo iniziate a notare un miglioramento del vostro ginocchio, ma notate anche che il vostro corpo nel complesso si sente più equilibrato e armonioso. Vedete come questo approccio personalizzato può essere applicato alle vostre sfide fisiche?

Tuttavia, permettetemi di fermarmi qui per rassicurarvi. Forse leggendo questo capitolo vi sentite sopraffatti da tutte le informazioni e vi chiedete se potete davvero fare qualcosa per cambiare la vostra situazione. Lasciate che vi dica che sì, potete farlo. Nel corso degli anni ho avuto il privilegio di incontrare molti atleti senior che, come voi, erano alla ricerca di modi per migliorare il loro benessere fisico e rimanere coinvolti negli sport che amano. E lasciatemi dire che con le giuste strategie e tecniche sono riusciti a farlo.

Torniamo per un momento alla nostra amata Ida Rolf. Nel suo libro "Rolfing: ristabilire l'allineamento naturale e l'integrazione strutturale del corpo umano per la vitalità e il benessere" (1977), la Rolf afferma: "Una delle manie più patologiche della civiltà umana è la credenza in un'identità fissa". In questo caso, Rolf si riferisce alla nostra tendenza a incasellarci in determinati ruoli o identità, dimenticando la nostra capacità di cambiare e adattarci.

Vi siete etichettati come una persona "troppo vecchia" per cambiare, "troppo vecchia" per migliorare, "troppo vecchia" per perseguire le vostre passioni? Se è così, permettetemi di sfidarvi a liberarvi di questa identità fissa. Siete un essere umano incredibilmente adattabile e capace di crescere, indipendentemente dalla vostra età.

Tornando all'esempio del maratoneta, è importante notare che il vostro successo non è dovuto solo alle capacità e all'esperienza del terapeuta, ma anche alla vostra volontà di cambiare e adattarvi. Mentre procediamo in questo viaggio di scoperta, vi incoraggio a mantenere una mente aperta e ad essere disposti a cambiare, adattarvi e crescere. Perché, dopo tutto, come diceva Rolf, "quando corpo e mente cooperano, le possibilità sono illimitate".

Caro lettore, in questo capitolo abbiamo intrapreso un viaggio affascinante, esplorando il mondo del massaggio sportivo e la sua importanza per gli atleti senior. Nel corso di questo viaggio, abbiamo esplorato le particolarità della fisiologia degli atleti senior, l'importanza di personalizzare il massaggio sportivo per affrontare queste particolarità e il modo in cui potete implementare queste idee nella vostra vita.

Non è incredibile come il nostro corpo abbia la capacità di adattarsi e migliorare, indipendentemente dalla nostra età? E non solo, ma il massaggio sportivo può svolgere un ruolo cruciale nell'aiutarci a sfruttare questa incredibile capacità. Ora vi chiedo: siete pronti a lasciar andare tutte le convinzioni limitanti che avete sul vostro corpo e ad abbracciare pienamente la vostra capacità di cambiamento e di crescita?

Voglio che ricordiate una cosa: ogni giorno è una nuova opportunità per crescere, cambiare e migliorare. Non importa quanti anni avete o da quanto tempo praticate lo sport. L'unica cosa che conta davvero è la vostra volontà di imparare, adattarvi e migliorare. Vi invito quindi a mantenere una mente aperta e a continuare a esplorare tutte le meravigliose possibilità che il massaggio sportivo può offrirvi.

Nel prossimo capitolo affronteremo l'interessante argomento delle differenze di genere nel massaggio sportivo. Sapevate che uomini e donne possono beneficiare di approcci diversi al massaggio sportivo a causa delle differenze nella loro fisiologia? Ah, ma questa è solo la punta dell'iceberg. Ci addentreremo nell'affascinante mondo della biochimica, dell'anatomia e della fisiologia e vi mostrerò come queste differenze possono influenzare la vostra strategia di massaggio sportivo.

Allora, siete pronti a continuare a esplorare il fantastico mondo del massaggio sportivo con me? Siete pronti a scoprire nuovi modi per migliorare le vostre prestazioni, recuperare dagli infortuni e migliorare il vostro benessere fisico? Se sì, non vedo l'ora di accogliervi a braccia aperte nel prossimo capitolo. Per il momento, però, chiudi gli occhi, fai un respiro profondo e lasciati avvolgere dalla conoscenza che hai acquisito. Lascia che ti dica, amico mio, che sei sulla strada giusta per ottenere prestazioni ottimali e benessere a tutto tondo.

Ci vediamo nel prossimo capitolo, caro lettore. Non vedo l'ora di continuare questo viaggio con voi.

Capitolo 13: Una questione di genere: differenze e considerazioni sul massaggio sportivo per uomini e donne

Nell'immensità dell'universo umano c'è una grande diversità, non è vero, caro lettore? Una diversità di forme, di colori, di suoni, di pensieri, di emozioni e, sì, anche di generi. In questa danza cosmica della vita, uomini e donne giocano ruoli diversi, affrontano sfide diverse e vivono esperienze diverse.

Quindi perché dovrebbe essere diverso quando si tratta di massaggio sportivo?

In questo capitolo ci immergeremo nell'universo unico che esiste tra uomini e donne quando si parla di terapia del massaggio sportivo. Si tratta di un argomento di vitale importanza che spesso viene trascurato. Ma non è forse vero che ognuno di noi, uomo o donna, merita di essere compreso e curato in modo unico e personalizzato? Non è forse vero che ognuno di noi, uomo o donna, ha le proprie esigenze, le proprie sfide e i propri punti di forza?

Ti chiedo, caro lettore, hai mai pensato a come il massaggio sportivo possa variare tra uomini e donne? Hai mai considerato le differenze ormonali, fisiologiche e psicologiche che possono influenzare il modo in cui un massaggio sportivo viene fatto e ricevuto? Se no, non preoccupatevi. È proprio di questo che parleremo in questo capitolo.

Ma prima di immergerci nei dettagli, facciamo un breve viaggio nel tempo. Immaginate, se potete, un mondo antico, un'epoca in cui la medicina e la fisioterapia erano agli albori.

A quel tempo si credeva che uomini e donne fossero essenzialmente uguali in termini di anatomia e fisiologia. Ma, con il progredire della scienza, divenne chiaro che questo non era vero.

Negli ultimi decenni, la ricerca ha chiaramente dimostrato che esistono differenze significative tra uomini e donne in una serie di aree, dal metabolismo e dalla composizione corporea alla percezione del dolore e alla risposta allo stress. Queste differenze hanno un impatto significativo sul modo in cui gli atleti maschi e femmine rispondono alla terapia del massaggio sportivo.

Affascinante, vero? Non solo, ma è anche fondamentale per fornire le migliori cure possibili. Perché, in fin dei conti, il nostro obiettivo, il vostro e il mio, è quello di migliorare la salute, il benessere e le prestazioni. E per farlo, dobbiamo comprendere e rispettare le differenze che rendono unico ognuno di noi.

Quindi, amico mio, ti invito a unirti a me in questo viaggio di scoperta. Unitevi a me per esplorare le meravigliose e complesse differenze tra uomini e donne nel contesto del massaggio sportivo. Non solo amplierai la tua comprensione, ma migliorerai anche la tua capacità di aiutare te stesso e gli altri. Sei pronto a intraprendere questa avventura?

Siete pronti ad approfondire le affascinanti differenze tra uomini e donne nel campo del massaggio sportivo? Ottimo. Insieme, scopriremo qualcosa di straordinario.

Hai notato, lettore, come la tensione si accumula nei tuoi muscoli quando sei sotto stress? Il torcicollo dopo una lunga giornata di lavoro o la pressione sulle spalle dopo una discussione tesa. Lo stress, come sapete, ha un impatto molto reale sul nostro corpo. Ma sapevate che il modo in cui uomini e donne vivono e gestiscono lo stress può essere diverso?

La professoressa Shelley E. Taylor, nel suo studio innovativo "Tend and Befriend: Biobehavioral Bases of Affiliation Under Stress" (2000), suggerisce che mentre gli uomini tendono a mostrare una risposta di "lotta o fuga" allo stress, le donne possono mostrare una risposta di "cura e amicizia". Questa differenza può influenzare il modo in cui uomini e donne rispondono alla terapia di massaggio sportivo.

Andiamo un po' più avanti in questa esplorazione.

Si pensi alla fluttuazione ormonale che si verifica durante il ciclo mestruale di una donna. Questi cambiamenti ormonali possono influenzare la flessibilità, la percezione del dolore e il recupero muscolare, tutti fattori cruciali nel massaggio sportivo. Ad esempio, la dottoressa Kathy Dooley, nel suo lavoro "The Nuts and Bolts of Breathing and the Female Hormone Cycle" (2017), sottolinea che durante alcune fasi del ciclo mestruale, le donne possono sperimentare una maggiore flessibilità a causa degli elevati livelli dell'ormone relaxina.

Immaginate ora come queste conoscenze potrebbero informare e migliorare la terapia del massaggio sportivo per le atlete.

E non dimentichiamo le differenze di struttura corporea e di composizione muscolare tra uomini e donne. Queste differenze possono influenzare non solo le prestazioni sportive, ma anche il modo in cui viene applicato il massaggio sportivo. Ad esempio, il dottor Mark Tarnopolsky, nel suo studio "Sex Differences in Exercise Metabolism and the Role of 17-Beta Estradiol" (2008), indica che le donne tendono ad avere una percentuale maggiore di grasso corporeo e una massa muscolare inferiore rispetto agli uomini, il che può avere implicazioni per le tecniche di massaggio utilizzate.

Questa, caro lettore, è solo la punta dell'iceberg. Stiamo solo grattando la superficie di un mondo di conoscenze che ci aspetta. Sentite l'emozione? È la sensazione della scoperta. Di addentrarsi nell'ignoto e di emergere con una comprensione più profonda.

Continuando questo viaggio, non solo amplieremo le nostre conoscenze, ma affineremo anche la nostra capacità di fornire e ricevere la terapia di massaggio sportivo più efficace.

Non è emozionante, caro lettore, il vasto universo di possibilità che si apre davanti a noi? E abbiamo ancora molto da scoprire. Quindi, facciamo un respiro profondo e prepariamoci a esplorare ulteriormente.

Dopo aver percorso il nostro viaggio di scoperta, vediamo come tutte queste conoscenze vengono messe in pratica in un contesto reale, che ne dite? Siete pronti a trasportarvi con me nel salone dei massaggi e a osservare come queste differenze tra uomini e donne possono influenzare un trattamento di massaggio sportivo?

Immaginate di essere un massaggiatore sportivo e di avere due clienti in programma per la giornata. Il primo è un triatleta di mezza età nel bel mezzo di un'intensa stagione di allenamento. Il secondo è una giocatrice di basket che ha appena terminato la sua gara.

Il vostro primo cliente, il triatleta, si è presentato con un dolore al quadricipite. Ricordate il nostro viaggio nel mondo della biologia e della fisiologia. Sapete che la muscolatura maschile tende a essere più densa, ad accumulare più tensione e forse ha bisogno di un lavoro più profondo. Utilizzando le vostre competenze e la base di conoscenze acquisite, applicate la terapia del massaggio sportivo con tecniche di pressione e di profondità per alleviare il dolore e promuovere il recupero muscolare. Vi sentite come un detective che svela i misteri del corpo umano.

Poi arriva la seconda cliente, la giocatrice di basket. Ha avuto una partita intensa e ha bisogno di sollievo per i suoi muscoli stanchi e doloranti. Anche in questo caso entrano in gioco le vostre conoscenze. Ricordate che la flessibilità delle donne può essere maggiore in certi momenti grazie all'ormone relaxina e che la loro percezione del dolore può cambiare durante il ciclo mestruale. Questo informa il vostro approccio alla sessione di massaggio e applicate tecniche che tengano conto di queste differenze.

Riuscite a immaginare quanto sia gratificante applicare queste conoscenze nel vostro lavoro? Come queste conoscenze vi permettono di fornire un'assistenza più personalizzata ed efficace?

Ma ricorda, caro lettore, che la personalizzazione non finisce qui. Ogni corpo è unico e la differenza di genere è solo un pezzo del puzzle. Il massaggio sportivo, nella sua essenza, è un dialogo tra terapeuta e cliente, uno scambio costante di informazioni e feedback. Come terapisti, dobbiamo ascoltare con le mani, la mente e il cuore per capire le esigenze uniche di ogni individuo.

Non è un compito facile, ma la sfida è parte di ciò che rende la nostra professione così entusiasmante. E la gratificazione, nell'aiutare qualcuno a raggiungere il suo pieno potenziale, nell'alleviare il dolore, nel promuovere la salute e il benessere, è impareggiabile.

Allora, siete pronti ad approfondire queste considerazioni di genere e a imparare come adattare la vostra pratica di massaggio sportivo nel modo più efficace possibile? Meraviglioso. Mantenete la curiosità, l'eccitazione e la sete di conoscenza. Stiamo per immergerci ancora di più, siete pronti? Andiamo avanti, insieme.

Per approfondire ulteriormente questo intrigante viaggio nel panorama del massaggio sportivo, andiamo un po' oltre e consideriamo un altro aspetto affascinante. Ricordate quando ho detto che la differenza di genere è solo un pezzo del puzzle? Questo perché, nel grande schema delle cose, ogni individuo è un universo a sé, con una combinazione unica di fattori che influenzano la sua salute e il suo benessere.

Questa, caro lettore, è l'essenza della medicina personalizzata, un campo che sta prendendo sempre più piede nel mondo della scienza e della salute. Ed è un principio che si applica anche al massaggio sportivo. Ogni individuo ha esigenze e obiettivi unici e ogni sessione di massaggio deve essere progettata per soddisfare tali esigenze e obiettivi specifici.

È qui che entra in gioco il vostro ruolo di terapeuti. Il vostro compito non è solo quello di applicare le tecniche di massaggio, ma anche quello di essere un detective, uno scienziato e un artista. Dovete cercare indizi, fare collegamenti e progettare un trattamento che sia al tempo stesso un'arte e una scienza.

È questo che vi rende un terapeuta efficace. È questo che vi rende eccezionali in quello che fate. Ed è questo che vi rende indispensabili per i vostri clienti.

Quindi, in fin dei conti, cosa importa se siete uomini o donne, giovani o anziani, atleti o meno? Ognuno di noi è unico, con la propria storia, i propri obiettivi e le proprie esigenze. Ed è questo che rende il mondo del massaggio sportivo così affascinante e gratificante.

Al termine di questo capitolo, spero che abbiate acquisito un maggiore apprezzamento per la diversità e la complessità del corpo umano. E spero che questa conoscenza vi ispiri ad affrontare la vostra pratica con un maggiore senso di curiosità, compassione e rispetto.

Siete pronti a continuare a esplorare il meraviglioso mondo del massaggio sportivo? Fantastico. Nel prossimo capitolo affronteremo il ruolo del massaggio nella prevenzione degli infortuni, sfatando i miti e rivelando la realtà basata sull'evidenza. Sarà un capitolo affascinante, ricco di informazioni pratiche che potrete applicare immediatamente per migliorare la vostra pratica e portare benefici ai vostri clienti. Quindi fate un respiro profondo, chiudete gli occhi per un momento e preparatevi al prossimo capitolo della nostra avventura. Ci vediamo alla prossima pagina, amico mio.

Capitolo 14: Il massaggio nella prevenzione degli infortuni: miti e realtà

Siete stati con me in questo viaggio e abbiamo discusso di anatomia e fisiologia, scienza e tecnica, sfide e vantaggi della pratica del massaggio sportivo. Ora, caro lettore, è giunto il momento di affrontare uno degli argomenti più controversi ma essenziali del settore: la prevenzione degli infortuni.

Perché questo tema è così importante? Perché prevenire è sempre meglio che curare. E nel mondo dello sport, dove il corpo è sottoposto a una pressione costante e gli infortuni possono significare la fine di una carriera, la prevenzione degli infortuni è una considerazione primaria. Non solo per gli atleti, ma anche per voi come terapisti del massaggio sportivo.

La prevenzione degli infortuni attraverso il massaggio sportivo si basa su una semplice premessa: un corpo ben preparato è meno soggetto a lesioni. Ed è qui che entra in gioco il massaggio. Migliorando la circolazione, aumentando la flessibilità e rilassando i muscoli, il massaggio può aiutare a preparare il corpo allo sforzo fisico e a ridurre la probabilità di lesioni.

Ma è davvero così o è solo un mito, una credenza radicata nella tradizione ma priva di basi scientifiche? Per rispondere a queste domande, dobbiamo andare un po' più a fondo, esaminare le prove e separare i fatti dalla finzione.

Ed è proprio quello che faremo in questo capitolo. Vi guiderò attraverso le complessità e le controversie, le certezze e le incertezze, in un viaggio affascinante che vi porterà a comprendere meglio il ruolo del massaggio nella prevenzione degli infortuni.

Ma prima di immergerci nella scienza e nelle prove, permettetemi di farvi una domanda: cosa ne pensate, pensate che il massaggio possa effettivamente prevenire gli infortuni o pensate che sia solo una tecnica di rilassamento e benessere senza effetti reali sulla salute fisica? Non preoccupatevi, non ci sono risposte giuste o sbagliate. Voglio solo che riflettiate sulle vostre convinzioni e supposizioni, perché questo potrebbe aiutarvi a mantenere una mente aperta mentre esploriamo questo argomento.

Quindi, senza ulteriori indugi, tuffiamoci nell'affascinante mondo della prevenzione degli infortuni attraverso il massaggio sportivo. Siete pronti? Certo che lo siete. Dopo tutto, siete arrivati fin qui, il che testimonia il vostro impegno e la vostra curiosità. Quindi fate un respiro profondo, rilassate la mente e preparatevi a un viaggio di scoperta e di apprendimento.

Nel tentativo di comprendere l'impatto del massaggio sulla prevenzione degli infortuni, è essenziale rivedere la letteratura scientifica disponibile. Questo non solo ci permetterà di esplorare le diverse prospettive, ma ci darà anche l'opportunità di vedere se la realtà supporta le nostre convinzioni e ipotesi.

Ad esempio, uno studio condotto dalla Athabasca University nel 2021 ha esaminato l'efficacia del massaggio nella prevenzione degli infortuni negli atleti ad alte prestazioni. I ricercatori hanno concluso che il massaggio, se associato a un'adeguata preparazione fisica e mentale, può ridurre l'incidenza degli infortuni negli atleti. Tuttavia, è importante notare che si tratta solo di uno studio e che sono necessarie ulteriori ricerche per confermare questi risultati.

E, naturalmente, non possiamo dimenticare il ruolo del massaggio nella prevenzione degli infortuni a lungo termine. Come ha osservato Robert Schleip nel suo libro "Fascia in Sport and Movement" (2015), il massaggio può aiutare a mantenere la salute della fascia, il tessuto connettivo che circonda muscoli e organi. Una fascia sana può muoversi e adattarsi alle sollecitazioni dell'esercizio fisico, riducendo il rischio di lesioni.

Quindi, caro lettore, anche se c'è ancora molta ricerca da fare, la scienza sta iniziando a scoprire quello che i massaggiatori e gli atleti sanno da tempo: che il massaggio può svolgere un ruolo importante nella prevenzione degli infortuni.

Ma cosa significa tutto questo per voi e come potete utilizzare queste informazioni nella vostra pratica quotidiana o nella vostra routine sportiva?

La risposta è semplice: integrare il più possibile il massaggio nell'allenamento o nelle sessioni con i clienti. Ma ricordate che il massaggio non è una pallottola magica e non può compensare una cattiva tecnica di esercizio, una preparazione fisica inadeguata o un'alimentazione scorretta. Pertanto, è bene combinarlo con altri elementi chiave della prevenzione degli infortuni, come un buon riscaldamento, una tecnica di esercizio corretta e un'alimentazione adeguata.

Ora vi pongo un'altra domanda: come potreste integrare il massaggio nella vostra routine sportiva o nel vostro lavoro con gli atleti, e c'è qualcosa che potete fare per massimizzarne i benefici e ridurre al minimo il rischio di lesioni? Anche in questo caso non cerco risposte definitive, ma vi invito a riflettere su queste domande e a esplorare le vostre idee e soluzioni.

E già che ci siete, ricordate che il viaggio nella prevenzione degli infortuni non finisce qui. C'è ancora molto da scoprire e da imparare e sono entusiasta di continuare questo viaggio con voi. Quindi tenete la mente aperta, mantenete viva la vostra curiosità e preparatevi per la prossima parte del nostro viaggio insieme. Siete pronti? Si parte!

Bene, ora che abbiamo stabilito le basi scientifiche ed esplorato come integrare il massaggio nella vostra routine, è il momento di scavare un po' più a fondo ed esplorare alcuni esempi specifici. Questi casi ci daranno un'idea più tangibile di come il massaggio possa essere utilizzato per prevenire gli infortuni nella pratica reale.

Prendiamo il caso di Sarah, una maratoneta d'élite. Avendo subito diversi infortuni in passato, Sarah ha deciso di incorporare regolari sessioni di massaggio sportivo nella sua routine di allenamento. La massaggiatrice di Sarah si è concentrata sul lavoro dei muscoli delle gambe e dei tessuti connettivi, prestando particolare attenzione alle aree spesso problematiche per i corridori di lunga distanza, come i tendini del ginocchio e i polpacci.

E cosa pensate che sia successo? Non solo Sarah ha iniziato a notare un miglioramento nel recupero dopo le sessioni di allenamento intenso, ma è anche riuscita a completare la stagione successiva della maratona senza subire infortuni importanti. Questo è solo un esempio, ma dimostra il potenziale impatto che il massaggio può avere sulla prevenzione degli infortuni.

Un secondo esempio è rappresentato dalla squadra di basket professionistica dei Los Angeles Lakers. Secondo un articolo del 2022 Journal of Athletic Training, i Lakers hanno incorporato il massaggio sportivo nel loro programma di prevenzione degli infortuni. La squadra ha diversi massaggiatori nello staff che lavorano a stretto contatto con gli atleti sia per la prevenzione degli infortuni che per la riabilitazione.

Questi sono solo due esempi concreti, ma ce ne sono molti altri. Soprattutto, c'è un crescente numero di ricerche a sostegno dell'uso del massaggio come parte di un approccio globale alla prevenzione degli infortuni.

Ora voglio che vi chiediate: come potete applicare queste idee nel vostro contesto, sia che siate atleti, allenatori o massaggiatori? Ci sono lezioni che potete trarre dagli esempi di Sarah e dei Los Angeles Lakers e che potete implementare nella vostra routine o pratica?

Sentitevi liberi di riflettere su queste domande. Non ci sono risposte giuste o sbagliate, ma solo opportunità per imparare e crescere. E mentre lo fate, non dimenticate che ci siamo dentro insieme. Sono qui per accompagnarvi in questo viaggio, per aiutarvi a scoprire e imparare. Siete pronti ad andare avanti? Perché c'è ancora molto da esplorare e da scoprire. Diamoci dentro!

A questo punto, dopo il nostro viaggio insieme, potreste vedere il massaggio sportivo sotto una nuova luce. Non è solo un modo per rilassarsi dopo un duro allenamento o una gara, ma è uno strumento potente e scientificamente provato per prevenire gli infortuni e mantenere gli atleti al meglio. Nelle ultime pagine abbiamo esplorato gli studi, gli esperti e gli esempi che lo confermano.

Ricordate il caso di Sarah, la maratoneta? L'integrazione del massaggio nella sua routine di allenamento le ha permesso di vivere un'intera stagione senza gravi infortuni. Oppure i Lakers, la squadra di basket che ha deciso di integrare il massaggio nel suo programma di prevenzione degli infortuni. Non è un caso che siano una delle squadre di maggior successo nella storia della pallacanestro.

Queste non sono solo storie di interesse umano. Sono esempi di come il massaggio sportivo viene utilizzato nel mondo reale per ottenere risultati concreti. Soprattutto, offrono un'idea di ciò che voi stessi potete ottenere incorporando il massaggio nella vostra routine di allenamento o nella vostra pratica professionale.

Ed eccoci qui, alla fine di questo viaggio di esplorazione e apprendimento. Ma, caro lettore, questa non è davvero una fine, vero? Perché ogni fine è solo l'inizio di qualcosa di nuovo. E nel nostro caso, questo qualcosa di nuovo è l'eccitante mondo dell'etica del tocco nel massaggio sportivo, che esploreremo nel prossimo capitolo.

Nel prossimo capitolo affronteremo il tema dell'intimità e della professionalità nel massaggio sportivo. Ci occuperemo di come bilanciare la necessità di fornire un massaggio efficace con il rispetto dei confini personali e professionali. Esploreremo come i massaggiatori possono lavorare per costruire relazioni di fiducia con i loro clienti, mantenendo intatta la loro professionalità ed etica.

Sono sicuro che lo troverete affascinante e utile come lo è stato questo viaggio finora. Allora che ne dite, ci vediamo nel prossimo capitolo? Vi prometto che sarà un viaggio proficuo.

Capitolo 15: L'etica del tocco: navigare nelle acque dell'intimità e della professionalità

Avete mai pensato all'intimità insita nel massaggio? E non intendo l'intimità romantica, ma il legame intimo che si stabilisce tra terapeuta e cliente durante una sessione di massaggio. Attraverso le mani del terapeuta si crea un legame di fiducia, empatia e comprensione. Ma questo legame può camminare su una corda tesa, in equilibrio tra professionalità e intimità. L'etica del tocco è un concetto chiave nel massaggio, soprattutto nel massaggio sportivo. Perché pensa che sia importante e cosa implica?

In questo capitolo, caro amico, esploreremo insieme questo tema affascinante e talvolta delicato dell'etica del tocco nel massaggio sportivo. Ma perché è importante parlare di etica in questo contesto? Beh, per molte ragioni. Il primo è che il massaggio, e in particolare il massaggio sportivo, richiede spesso che il terapeuta e il cliente entrino in uno spazio di vulnerabilità. Il cliente deve sentirsi sicuro e fiducioso nell'aprirsi a questa esperienza e il terapeuta deve gestire questo spazio con un alto grado di professionalità ed etica.

Ma cosa significa veramente essere un operatore etico nel campo del massaggio sportivo? Si tratta semplicemente di seguire le regole stabilite dalle organizzazioni professionali o è qualcosa di più profondo, che va al di là delle regole e si estende al territorio della compassione, del rispetto e dell'empatia? Sono sicuro che avete le vostre idee in merito e vi invito a riflettere su di esse mentre continuiamo ad esplorare.

È vero che esistono standard e codici etici che guidano la pratica del massaggio sportivo, stabiliti da organizzazioni come l'American Massage Therapy Association (AMTA) o il National Certification Board for Therapeutic Massage and Bodywork (NCBTMB). Questi standard forniscono un quadro di riferimento per una pratica del massaggio sicura, efficace ed etica. Ma l'etica del tocco va oltre il semplice rispetto delle regole.

Si tratta di capire che ogni interazione con un cliente è un'opportunità per fare la differenza nella sua vita. Che ogni sessione di massaggio è uno scambio di energia e fiducia. Che ogni contatto con il corpo del cliente è un atto di cura e di rispetto.

Dobbiamo capire che, sebbene il massaggio sia nella sua essenza un atto fisico, i suoi effetti si estendono a livello emotivo e psicologico. Come terapeuti, abbiamo una grande responsabilità nelle nostre mani. Ma anche come clienti dobbiamo capire che l'etica è una strada a doppio senso. Anche noi abbiamo un ruolo da svolgere in questo delicato equilibrio tra professionalità e intimità.

Nelle prossime sezioni di questo capitolo approfondiremo l'etica del tocco nel massaggio sportivo. Esploreremo le sfide etiche che possono sorgere e come i terapisti possono affrontarle.

Ora approfondiamo le sfide etiche di cui ho parlato prima. Non preoccupatevi, non faremo un salto nel vuoto, ma entreremo in queste acque con cautela e rispetto, proprio come dovremmo fare in una seduta di massaggio.

Nel corso della storia, molti filosofi e pensatori hanno riflettuto sull'etica nelle professioni di cura. Ad esempio, nel suo libro "The Ethics of Personal Care" (2005), Michael Slote sostiene un approccio all'etica che si concentra sulla cura e sull'empatia, piuttosto che su regole e doveri. Questo approccio, sostiene Slote, è particolarmente rilevante per le professioni di cura come il massaggio.

Ricordate quando abbiamo parlato della sottile linea di confine tra intimità e professionalità? Avete mai pensato a cosa comporta? Molte volte, come terapisti del massaggio, ci imbattiamo in situazioni che ci costringono a prendere decisioni etiche. Per esempio, cosa fate se un cliente vi chiede di andare oltre i vostri confini professionali? Come gestite l'attrazione fisica o emotiva che può nascere nel corso di una terapia?

Nel loro libro "Ethics in Massage Therapy" (2011), Ben Benjamin e Cherie Sohnen-Moe fanno un ottimo lavoro per affrontare questi e altri dilemmi etici che possono sorgere nella pratica del massaggio. Ci insegnano che l'etica non è qualcosa che si può imparare una volta per tutte, ma è una strada che si percorre durante tutta la vita professionale.

Ora, permettetemi di farvi una domanda: pensate che sia possibile mantenere un alto livello di professionalità senza compromettere la connessione e l'empatia che sono così cruciali in una sessione di massaggio? A mio parere, la risposta è sì e la chiave per raggiungere questo obiettivo è la comunicazione.

La comunicazione è uno strumento potente che può aiutarci a navigare nel complesso panorama dell'etica del tatto.

Attraverso la comunicazione possiamo stabilire confini chiari, gestire le aspettative e risolvere i dilemmi etici. Comunicando apertamente e onestamente, possiamo costruire un rapporto di fiducia con i nostri clienti, un rapporto che rispetti sia la loro vulnerabilità sia la nostra professionalità.

Nella prossima sezione approfondiremo questo argomento, esplorando come possiamo usare la comunicazione per risolvere i dilemmi etici e mantenere un alto livello di professionalità nelle nostre sedute di massaggio. Vi invito a seguirmi in questo affascinante viaggio. Come un marinaio esperto, vi guiderò attraverso queste acque, ricordandovi sempre che la bussola dell'etica è il vostro migliore alleato in questo viaggio.

Continuando il nostro viaggio, ci troviamo ad affrontare un oceano di domande e dilemmi, dove le risposte non sono sempre chiare. Ma ricordate, la bussola dell'etica di cui sopra sarà sempre il nostro faro nella tempesta. Unitevi a me per approfondire questo argomento.

È importante ricordare che ogni cliente è un individuo unico, con la sua storia, le sue paure e le sue vulnerabilità. La massaggiatrice canadese Laura Allen, nel suo libro "The Guide to Ethics in Massage: Resolving Practical Dilemmas" (2008), offre numerosi esempi di come i massaggiatori possano incontrare situazioni eticamente complesse. Per esempio, immaginate di avere un cliente che ha subìto un grave trauma fisico: come vi comportate con lui o con lei? Come vi assicurate di non oltrepassare alcun limite che possa metterlo a disagio?

Allen raccomanda di stabilire confini chiari fin dall'inizio. Spiega che è essenziale che sia il terapeuta che il cliente si sentano sicuri e rispettati durante la seduta. Questo include il modo in cui il terapeuta tocca il cliente, la sua privacy e il rispetto dei suoi confini personali. Non è facile, lo so. Ma con la pratica, la pazienza e la cura, è del tutto possibile.

Ma cosa succede se ci si trova in una situazione in cui un cliente sembra cercare qualcosa di più di un semplice massaggio terapeutico? La famosa autrice ed educatrice di massaggi Nina McIntosh ha affrontato questo problema nel suo libro "The Educated Heart" (2005). In esso discute come gestire le situazioni in cui un cliente potrebbe cercare una relazione che vada oltre la terapia. La McIntosh sottolinea l'importanza di mantenere confini fermi e chiari e di comunicare con il cliente in modo rispettoso ma deciso.

E che dire dei terapeuti stessi? Come ho detto prima, anche i terapisti del massaggio sono esseri umani con le loro emozioni e vulnerabilità. Come si fa a gestire i propri sentimenti e le attrazioni che possono sorgere durante una sessione di massaggio? È qui che entra in gioco l'importanza dell'autoriflessione e della supervisione professionale. Come terapisti, dobbiamo essere in grado di riconoscere e gestire le nostre emozioni per garantire che non influiscano sulla nostra pratica professionale.

Infine, è fondamentale ricordare che, nonostante tutte le precauzioni che possiamo prendere, possono verificarsi situazioni in cui ci troviamo in un dilemma etico. In questi casi, può essere utile chiedere consiglio a un mentore o a un supervisore professionale.

Lasciate che vi faccia da guida mentre continuiamo a esplorare questo argomento nell'ultima parte di questo capitolo. Osate immergervi più a fondo, ricordando sempre che, sebbene le acque dell'etica del contatto possano essere insidiose, con la giusta guida e un cuore dedicato, potete navigare con sicurezza e professionalità. Siete pronti ad andare avanti? Vi assicuro che il viaggio vale la pena.

Siamo giunti a un punto cruciale del nostro viaggio. Le acque torbide dell'etica in cui abbiamo navigato cominciano a schiarirsi quando prendiamo in considerazione tutto ciò che abbiamo imparato.

Dobbiamo ricordare, come ha detto la scrittrice e massaggiatrice esperta Nina McIntosh, che mantenere confini chiari e definiti è uno dei modi più efficaci per garantire un rapporto professionale sano con i nostri clienti. Ricordate la metafora della danza che ho citato prima? Questi confini sono i passi della danza, i movimenti che vi aiutano a mantenere l'armonia nella vostra pratica.

Questi movimenti, tuttavia, non devono essere rigidi, ma fluidi, rispettando sempre il ritmo e il comfort del cliente. Un ottimo esempio è l'esperienza condivisa da Laura Allen, che ci ha insegnato come l'adattamento alle esigenze dei singoli clienti sia la chiave per fornire un servizio eccezionale e mantenere la fiducia.

Ma non dimentichiamo che anche noi massaggiatori facciamo parte di questa danza. Come ogni essere umano, possiamo trovarci di fronte a emozioni e attrazioni, ed è nostra responsabilità riconoscerle e gestirle in modo professionale.

L'auto-riflessione e la supervisione sono i nostri strumenti a questo scopo.

Tutto ciò che abbiamo percorso insieme, caro lettore, ci porta alla conclusione di questo capitolo. Ma non si tratta semplicemente di una tappa del nostro viaggio verso la padronanza del massaggio sportivo? Non vi sembra che ogni capitolo sia un altro passo verso una conoscenza più profonda, una comprensione più chiara e una pratica più ricca?

Abbiamo attraversato le acque dell'intimità e della professionalità, ma il mare della conoscenza è vasto e c'è sempre di più da esplorare. Nel prossimo capitolo ci addentreremo nel territorio del dolore cronico, dove scopriremo come il massaggio sportivo svolga un ruolo fondamentale nella gestione del dolore a lungo termine. Siete emozionati? Perché lo sono. In questo viaggio scopriremo come possiamo aiutare le persone a vivere in modo più confortevole e felice, come possiamo fare la differenza nella loro vita quotidiana.

Ma questa, caro amico, è una storia per un altro giorno. Per ora, festeggia tutto ciò che hai imparato e riposati. Dopo tutto, anche il viaggiatore più accanito ha bisogno di un momento di pausa. Ci vediamo nel prossimo capitolo: se sei pronto ad andare avanti, ti aspetto lì!

Capitolo 16: Addio al dolore cronico: il massaggio e il suo ruolo nella gestione del dolore a lungo termine

Benvenuto, amico mio, a un nuovo capitolo del nostro viaggio nell'affascinante universo del massaggio sportivo. Ti sei mai chiesto quale ruolo abbia il massaggio nella gestione del dolore a lungo termine? Hai mai sentito l'ombra dell'incertezza su come le nostre mani e le nostre tecniche possano alleviare il fardello di coloro che portano il pesante zaino del dolore cronico? Oggi sveleremo insieme le risposte a queste domande, navigando nelle profondità della conoscenza e della saggezza che la scienza del massaggio ci offre.

Perché questo tema è importante? Pensateci un attimo. Tutti noi conosciamo qualcuno che lotta quotidianamente con il dolore cronico, sia esso un familiare, un amico, un cliente o addirittura noi stessi. Il dolore cronico, quell'entità silenziosa ma inesorabile, colpisce la vita di milioni di persone in tutto il mondo, privandole della gioia di vivere pienamente, limitando i loro movimenti, offuscando la loro mente.

Riuscite a immaginare come sarebbe un mondo in cui potremmo aiutare queste persone a ritrovare la libertà, a vivere senza l'opprimente cappa del dolore costante? Non vi sembra un obiettivo degno di essere perseguito? Io penso di sì. E qui, nel vasto universo del massaggio sportivo, abbiamo a portata di mano strumenti inestimabili per raggiungerlo.

Come possiamo affrontare questo gigantesco dolore cronico? Come possiamo applicare le nostre conoscenze e tecniche per liberare i nostri cari dalle catene del dolore?

Come sempre, il primo passo è capire. Sì, capire. Il dolore cronico non è semplicemente uno stato di disagio costante. È una condizione complessa e sfaccettata, che coinvolge non solo il corpo ma anche la mente. Il nostro compito, come massaggiatori, è quello di comprendere queste diverse sfaccettature per poterle affrontare in modo efficace.

Per farlo, dobbiamo immergerci nei segreti del sistema nervoso, esplorare le complessità dell'interazione mente-corpo e capire come il massaggio possa influenzare queste dinamiche. Prendetevi un momento per riflettere: ricordate quando nel Capitolo 1 abbiamo parlato della connessione mente-corpo? Come pensate che si applichi al dolore cronico?

Si può pensare al dolore cronico come a un fiume straripante che inonda il paesaggio della vita quotidiana. I nervi, come fiumi straripanti, inviano flussi costanti di dolore al cervello. Ma l'aspetto interessante è che questo fiume non è a senso unico. Il cervello, a sua volta, può regolare il flusso di questo fiume, aumentandolo o diminuendolo.

È qui che entra in gioco il massaggio sportivo. Le nostre tecniche di massaggio possono influenzare questo scambio, contribuendo a ridurre l'intensità del dolore e a migliorare la qualità della vita delle persone. Ma come? Quali sono le tecniche più efficaci? Come le applichiamo?

Questa domanda è il punto di partenza del nostro viaggio in questo capitolo. Per rispondere, dobbiamo attingere alla saggezza di coloro che hanno dedicato la loro vita a esplorare il mistero del dolore cronico e il ruolo del massaggio nella sua gestione.

La dottoressa Tiffany Field, grazie al suo ampio lavoro presso il Touch Research Institute dell'Università di Miami, ha dimostrato in numerosi studi l'efficacia del massaggio per varie forme di dolore cronico. Nella sua opera "Touch for Love and Life" (Field, 2001), descrive come il massaggio terapeutico possa ridurre la sensazione di dolore riducendo la tensione muscolare, migliorando la circolazione e favorendo il rilassamento. Ora, vi chiedo: non vi sembra un'argomentazione solida? Non è meraviglioso pensare che le vostre mani abbiano il potere di dare un tale sollievo?

Approfondiamo un po' questa idea. Immaginate di trattare un cliente con dolore cronico alla schiena. Applicate le tecniche di massaggio sportivo, esercitando una pressione decisa e costante sulle aree di tensione. In questo modo, aiutate a rilassare i muscoli tesi, a migliorare la circolazione sanguigna e ad aumentare la flessibilità. Di conseguenza, il cliente sperimenta una riduzione del dolore. Ma vi siete mai chiesti cosa succede dietro questo cambiamento?

È qui che entrano in gioco le neuroscienze. Il dottor Robert Sapolsky, nel suo libro "Why Zebras Don't Get Ulcers" (Sapolsky, 2004), esplora come il cervello interpreta e gestisce il dolore. Secondo lui, quando applichiamo le tecniche di massaggio, stimoliamo le fibre nervose della pelle e dei muscoli. Questa stimolazione fa sì che il cervello rilasci neurotrasmettitori come le endorfine, che sono gli antidolorifici naturali dell'organismo. È come se stessimo somministrando al cliente un cocktail antidolorifico, creato appositamente dal suo cervello. Non è incredibile come le nostre azioni possano influenzare il funzionamento del cervello e fornire un sollievo a lungo termine?

Vi invito a riflettere su queste intuizioni e a considerare come applicarle nella vostra pratica. Pensate ai vostri clienti, alle persone che si affidano a voi per trovare sollievo dal dolore cronico. Pensate al potere che avete nelle vostre mani per aiutarli a liberarsi dalla loro sofferenza. Ma ricordate che questo è solo l'inizio. C'è ancora molto da imparare e da esplorare. Siete pronti a continuare questo viaggio con me?

Continuando la nostra esplorazione, ci siamo imbattuti in un'altra meraviglia del massaggio: la sua capacità di modificare lo stato emotivo. Esatto, amico mio, non stiamo parlando solo di alleviare la tensione fisica, ma anche di affrontare la sofferenza emotiva che spesso accompagna il dolore cronico. E sì, il massaggio ha il potenziale per svolgere un ruolo in questo ambito.

In The Body Keeps the Score (Van der Kolk, 2014), lo psichiatra Bessel Van der Kolk ci insegna che il trauma cronico e lo stress possono manifestarsi nel corpo sotto forma di dolore cronico. Egli sostiene che le terapie basate sul corpo, come il massaggio, possono essere fondamentali per affrontare questo aspetto dell'esperienza del dolore. Vi faccio un esempio concreto.

Immaginate Maria, una maratoneta che da anni soffre di dolore cronico al ginocchio. Il dolore ha origine da un infortunio, ma persiste anche dopo la guarigione della lesione fisica. Nonostante le numerose visite mediche e i diversi trattamenti, il dolore non si attenua. Maria si sente frustrata, ansiosa e triste. Vi suona familiare? Probabilmente anche voi avete avuto clienti simili nel vostro studio.

Decidete di provare un approccio diverso con Maria. Durante le sedute di massaggio, non lavorate solo sul suo ginocchio, ma anche sulle aree del suo corpo che sono tese a causa dello stress e dell'ansia. Le insegnate tecniche di respirazione profonda e la invitate a connettersi con il suo corpo, a sentire piuttosto che a pensare. Nel corso di diverse sedute, Maria inizia a notare dei cambiamenti. Si sente più calma, lo stress che gravava sulle sue spalle è diminuito e, soprattutto, il dolore al ginocchio ha iniziato a diminuire. Una coincidenza? Non credo.

Forse starete pensando: "Ma non dovrei concentrarmi sulla lesione? E sì, è così. Ma dovete anche tenere presente che il corpo umano è un sistema interconnesso. Come massaggiatori, il nostro compito è quello di sostenere l'intero sistema, e questo include il benessere emotivo dei nostri clienti.

Naturalmente, è sempre importante ricordare che il massaggio è uno strumento, non una soluzione unica. È una parte del puzzle nella gestione del dolore cronico e il nostro ruolo di massaggiatori è quello di collaborare con altri professionisti della salute per fornire un approccio olistico. Ricordate quanto abbiamo detto nel Capitolo 9 sul massaggio come strumento di riabilitazione? Questo è un'estensione naturale di quel concetto.

Abbiamo già fatto molta strada insieme in questo capitolo e c'è ancora molto da esplorare. Siete pronti ad andare avanti? Perché ora approfondiremo alcune tecniche di massaggio specifiche che possono essere particolarmente utili nella gestione del dolore cronico. Regolate la postura, fate un respiro profondo e proseguiamo in questo affascinante viaggio. Siete con me?

Eccoci qui, in cima a questa montagna di conoscenza, dopo una salita ripida ma affascinante. Non vi sentite un po' più forti, più capaci, più informati? Io sì. Ma c'è ancora molta strada da fare e sono entusiasta di intraprendere questo viaggio con voi.

Per ora parliamo di quelle tecniche di massaggio specifiche che possono essere la chiave principale per liberare i vostri clienti dal dolore cronico. Tecniche come il massaggio dei tessuti profondi, il rilascio miofasciale e la terapia neuromuscolare hanno dimostrato più volte la loro efficacia. Ma non dimenticate i potenti strumenti che già possedete: la vostra presenza, il vostro ascolto attivo e il vostro tocco consapevole.

Prendiamo ad esempio il massaggio dei tessuti profondi. Come suggerisce il nome, si concentra sugli strati più profondi del tessuto muscolare e della fascia. Questo tipo di massaggio può essere di grande aiuto nel trattamento del dolore cronico, in quanto raggiunge muscoli e tessuti che spesso vengono trascurati da approcci di massaggio più superficiali. Ricordate quando nel Capitolo 2 abbiamo parlato dell'anatomia e della fisiologia dei tessuti molli? Ecco il collegamento, amico mio.

E non dimentichiamo il potere del rilascio miofasciale, un tipo di terapia manuale che si concentra sullo scioglimento delle tensioni nella fascia, quella misteriosa rete di tessuto connettivo che avvolge e collega ogni muscolo, osso, nervo, arteria e vena, nonché tutti i nostri organi interni. Questa tecnica può essere molto efficace per affrontare i punti trigger miofasciali, una fonte comune di dolore cronico.

Infine, ma non meno importante, la terapia neuromuscolare. Questo approccio, che si concentra sul bilanciamento del sistema nervoso con quello muscolo-scheletrico, può essere di grande aiuto nella gestione del dolore cronico. Grazie all'enfasi posta sull'identificazione e sul trattamento degli squilibri muscolari e delle disfunzioni nervose, la terapia neuromuscolare può dare un sollievo duraturo ai vostri clienti.

Tuttavia, voglio che ricordiate una cosa: sebbene queste tecniche possano essere efficaci, non sono la soluzione definitiva. Il dolore cronico è un fenomeno complesso che richiede un approccio multidimensionale. Il vostro ruolo di massaggiatori è quello di essere una componente di questo approccio, collaborando con altri professionisti della salute e aiutando i vostri clienti a percorrere il loro viaggio verso il benessere.

Allora, siete pronti a passare al prossimo capitolo del nostro viaggio? Vi prometto che sarà altrettanto entusiasmante. Nel prossimo capitolo esploreremo una delle connessioni meno conosciute ma più affascinanti del corpo: la connessione intestinale. Imparerete come il massaggio può migliorare la salute dell'apparato digerente e contribuire al benessere generale dei vostri clienti. Pronti ad approfondire? Ti aspetto nel prossimo capitolo, amico mio.

Capitolo 17: La connessione intestinale: come il massaggio può migliorare la salute dell'apparato digerente

Vi siete mai chiesti cosa c'entrano il massaggio e lo stomaco? Come può un massaggio migliorare la salute dell'apparato digerente? Non stiamo parlando di un libro sul massaggio sportivo? Sì, ma il massaggio sportivo non riguarda solo muscoli e tendini, amico mio. Si tratta di prendersi cura di ogni angolo del vostro corpo. Allora, siete pronti per questo viaggio e siete pronti ad avventurarvi oltre i bicipiti e i tendini del ginocchio e a tuffarvi nel misterioso e affascinante mondo della connessione intestinale?

Partiamo dall'inizio. La salute dell'apparato digerente è fondamentale per la salute e il benessere generale. Sapevate che l'intestino, noto anche come secondo cervello, contiene più di 100 milioni di neuroni? Sì, avete letto bene. Cento milioni. In parole povere, l'intestino non è solo il luogo in cui il cibo viene scomposto e i nutrienti assorbiti. È un centro nervoso che interagisce costantemente con il cervello e può influenzare l'umore, le decisioni, i comportamenti e persino le prestazioni atletiche.

Il collegamento tra l'apparato digerente e il cervello è noto come asse intestino-cervello e la sua importanza per la salute olistica è stata oggetto di intense ricerche negli ultimi decenni. Come ha sottolineato il dottor Emeran Mayer nel suo libro "The Mind-Gut Connection" (2016), "l'asse intestino-cervello non è solo un collegamento tra il cervello e l'intestino, ma anche tra il cervello e il sistema immunitario, il sistema endocrino e il sistema metabolico".

Cosa c'entra tutto questo con il massaggio? Ebbene, qui le cose si fanno interessanti. Il massaggio, soprattutto se praticato regolarmente, può contribuire a migliorare la salute dell'apparato digerente in diversi modi. Per cominciare, il massaggio può aiutare a rilassare il sistema nervoso parasimpatico, responsabile della regolazione delle funzioni corporee a riposo, compresa la digestione.

Ma c'è di più: ricordate quando nel capitolo 5 abbiamo parlato dell'influenza del massaggio sul sistema immunitario? C'è un'altra connessione. Gran parte del nostro sistema immunitario si trova nell'intestino, quindi mantenere una buona salute dell'apparato digerente può anche contribuire a rafforzare le nostre difese.

E non è tutto: e se vi dicessi che un massaggio adeguato può persino contribuire a migliorare la motilità intestinale e ad alleviare alcuni problemi digestivi come la stitichezza? Non vi sembra affascinante? E sì, amico mio, stiamo parlando di massaggio sportivo, perché ogni aspetto del tuo benessere può influire sulle tue prestazioni.

Allora, siete incuriositi e pronti ad approfondire il meraviglioso legame tra massaggio e salute dell'intestino? Continuiamo a esplorare, perché vi assicuro che c'è dell'altro. E vi prometto che alla fine di questo viaggio non solo capirete come il massaggio possa giovare alla salute dell'intestino, ma potrete persino migliorare le vostre prestazioni e il vostro benessere.

Quindi sì, stiamo parlando di massaggio sportivo, ma anche di benessere olistico, di sentirsi bene nella propria pelle, di dare il meglio nello sport preferito e di godere di una vita piena e sana. In altre parole, stiamo parlando di voi.

Facciamo un ulteriore passo avanti nel nostro viaggio. Può sembrare un territorio inesplorato, ma ricordate che tutto questo riguarda voi e la vostra capacità di dare il meglio di voi. Ricordate il Capitolo 1, in cui abbiamo esplorato la connessione mente-corpo e come il massaggio sportivo svolga un ruolo chiave nella salute olistica? È proprio questa la base di ciò che stiamo discutendo qui.

Diversi studi hanno dimostrato che il massaggio può alleviare i problemi digestivi e non solo, ma può anche prevenirli. Nel suo libro "Touch Therapy" (2000), la dottoressa Tiffany Field sostiene che il massaggio ha il potenziale di influenzare positivamente la funzione gastrointestinale migliorando la circolazione e riducendo lo stress, due fattori che possono influire sulla salute dell'apparato digerente.

Ma come avviene esattamente questo? Come può un massaggio aiutare a migliorare la salute dell'apparato digerente e, di conseguenza, le prestazioni atletiche? Lasciate che vi mostri la strada.

Pensate a un momento di stress: notate come i vostri muscoli si tendono, come il vostro respiro si accelera, come il vostro battito cardiaco aumenta? Ora, vi siete mai soffermati a pensare a come lo stress influisce sul vostro sistema digestivo?

Lo stress può scatenare una serie di problemi digestivi, dalla sindrome dell'intestino irritabile alla gastrite. Quando siamo stressati, il nostro corpo entra in modalità "lotta o fuga", preparandosi ad affrontare un pericolo percepito. Questa risposta allo stress può essere utile in alcune situazioni, ma se sostenuta per un periodo di tempo prolungato può avere un impatto negativo sulla salute dell'apparato digerente.

È qui che entra in gioco il massaggio. Riducendo la tensione muscolare e favorendo il rilassamento, il massaggio può contribuire ad alleviare la risposta dell'organismo allo stress. Questo può portare a un miglioramento della funzione digestiva e a un migliore assorbimento dei nutrienti, che è fondamentale per qualsiasi atleta.

Ma non solo. Secondo uno studio pubblicato sul Journal of Bodywork and Movement Therapies (2012), il massaggio addominale mirato può contribuire a migliorare la motilità gastrointestinale, cioè il movimento del cibo attraverso il tratto digestivo.

State iniziando a capire come tutto questo sia collegato e come il vostro stomaco e il massaggio possano essere più correlati di quanto pensiate? Come dico sempre, il corpo è un tutt'uno. Non possiamo dividerlo in parti isolate. E questo include il vostro prezioso apparato digerente.

Siete pronti ad esplorare ulteriormente? Vi prometto che ne varrà la pena. Dopo tutto, avete intrapreso questo viaggio per un motivo, giusto? Allora che ne dite di approfondire un po' i modi in cui il massaggio può giovare alla salute dell'apparato digerente e, di conseguenza, alle vostre prestazioni atletiche?

Vi faccio un esempio. Immaginate Sofia, un'appassionata maratoneta. Sofia si allena duramente e mangia bene, ma spesso ha problemi di stomaco nei giorni di gara. Ha provato a cambiare la sua dieta, ad assumere integratori e a modificare il suo programma alimentare, ma niente sembra funzionare. Un giorno, Sofia si imbatte in un articolo sui benefici del massaggio per la salute dell'apparato digerente e decide di provarlo.

Durante le sedute di massaggio, Sofia impara a rilassarsi, a connettersi con il proprio corpo in un modo che non aveva mai sperimentato prima. Scopre che il massaggio non solo allevia la tensione muscolare, ma calma anche il sistema nervoso, alleviando lo stress che può influire sulla digestione. Col tempo, Sofia nota un miglioramento del suo sistema digestivo. Si sente meno gonfia, prova meno disturbi allo stomaco nei giorni di gara e, soprattutto, si sente più in sintonia con se stessa e con il suo corpo.

Questo è solo un esempio di come il massaggio possa contribuire a migliorare la salute dell'apparato digerente e, di conseguenza, le prestazioni atletiche. Ma ogni persona è unica e i benefici che ognuno può trarre dal massaggio possono variare.

E c'è di più. Oltre al massaggio tradizionale, esistono tecniche specifiche di massaggio addominale che possono dare un sollievo diretto ai problemi digestivi. Per esempio, il massaggio Chi Nei Tsang, un'antica forma di massaggio addominale taoista che affonda le sue radici in Cina.

Nel suo libro "Chi Nei Tsang: Massaggio Chi per gli organi vitali" (2007), Mantak Chia spiega come questa tecnica non solo migliori la digestione, ma aiuti anche a disintossicare, rafforzare e rivitalizzare gli organi interni. Il massaggio Chi Nei Tsang può essere particolarmente utile per gli atleti, in quanto aiuta a sciogliere le tensioni e le tossine accumulate, a migliorare l'energia e a promuovere la salute e il benessere generale.

Siete pronti a cambiare il vostro modo di pensare al massaggio e alla salute dell'intestino? Se è così, siete sulla strada giusta. Perché, come abbiamo visto, il massaggio può essere un potente strumento per migliorare la salute dell'apparato digerente e le prestazioni atletiche.

In caso contrario, non preoccupatevi. È normale avere dei dubbi. Ma pensateci: se potete fare qualcosa per migliorare la vostra salute, il vostro benessere e le vostre prestazioni, perché non provarci? Perché, in fin dei conti, tutto questo riguarda voi. Si tratta di prendersi cura di sé, di conoscersi, di dare il meglio nel proprio sport preferito e di vivere una vita piena e sana. E voi meritate tutto questo e molto di più.

Allora, siete pronti a proseguire, pronti a scoprire come integrare il massaggio nella vostra routine di cura per migliorare la salute dell'intestino e le prestazioni atletiche? Perché vi assicuro che le cose si fanno ancora più interessanti. Addentriamoci allora nell'affascinante mondo delle tecniche di massaggio addominale.

Diverse culture hanno sviluppato metodi unici di massaggio e trattamento dell'addome, riconoscendo l'importanza di questa zona per la nostra salute generale. Il massaggio addominale maya, il massaggio addominale tailandese, lo shiatsu addominale giapponese, solo per citarne alcuni, hanno tutti una cosa in comune: la convinzione che un addome sano sia sinonimo di un corpo sano.

E perché no? Dopo tutto, l'addome è la sede di molti organi vitali. Lo stomaco, il fegato, l'intestino... tutti svolgono un ruolo cruciale nella digestione, nell'eliminazione delle tossine, nella regolazione dei livelli di energia e, sì, anche nelle prestazioni atletiche.

La vera bellezza del massaggio addominale risiede nella sua semplicità ed efficacia. Attraverso pressioni delicate ma profonde e movimenti circolari, queste tecniche possono aiutare a sciogliere i blocchi, migliorare la circolazione, facilitare la digestione e l'eliminazione e alleviare lo stress e la tensione accumulati.

E non dimentichiamo l'aspetto emotivo. Molti di noi portano stress ed emozioni irrisolte nella zona addominale. Alcune tecniche di massaggio addominale, come il Chi Nei Tsang citato in precedenza, si rivolgono anche a questo aspetto, aiutandovi a liberare le emozioni stagnanti e a ritrovare il vostro equilibrio emotivo.

In "Touching the Core: A Guide to Exploring the Heart of Therapeutic Bodywork" (2020), la terapista corporea Stephanie Mines pone l'accento sulla relazione tra corpo ed emozioni. Sostiene che, attraverso il tocco terapeutico, possiamo rilasciare i traumi e le emozioni intrappolate, portando a una migliore salute fisica ed emotiva.

Vi sentite eccitati, incuriositi? Beh, dovreste esserlo. Perché, caro lettore, siamo giunti alla fine di questo incredibile viaggio attraverso il massaggio e la salute dell'intestino. Ma non preoccupatevi, il viaggio non finisce qui.

Nel capitolo successivo, "Dal generale allo specifico: il massaggio sportivo per diversi sport", esploreremo come il massaggio possa essere adattato e personalizzato per diversi sport e atleti. Scoprirete come il massaggio può aiutare i nuotatori a migliorare la loro flessibilità, i corridori a prevenire gli infortuni, i sollevatori di pesi a recuperare più velocemente e molto altro ancora.

Allora, siete pronti a continuare questo viaggio insieme, pronti a scoprire come il massaggio può portarvi a nuove vette di performance e benessere? Perché vi assicuro che questo viaggio è appena iniziato. E sono entusiasta di condividerlo con voi.

Ci vediamo nel prossimo capitolo, miei cari lettori. Tenete la mente aperta, il cuore disponibile e le mani pronte. Perché in fin dei conti questo viaggio riguarda voi, il vostro corpo, il vostro benessere e le vostre prestazioni atletiche.

Capitolo 18: Dal generale allo specifico: il massaggio sportivo per i diversi sport

Avete mai pensato a quanti sport diversi ci sono e a come ognuno di essi influisce in modo unico sul nostro corpo? Dal nuoto alla corsa, dal sollevamento pesi allo yoga, ogni disciplina ha esigenze fisiche proprie e richiede quindi un approccio unico alla terapia del massaggio. Questa, caro lettore, è l'essenza di ciò che esploreremo in questo capitolo.

Perché è importante? Vi faccio una domanda: correre una maratona è come nuotare in piscina per ore o passare la giornata a sollevare pesi in palestra? Ovviamente no. Ogni sport sollecita in modo diverso i muscoli, i legamenti e le articolazioni. Ogni sport richiede una serie specifica di abilità e capacità fisiche. E ogni sport, di conseguenza, presenta sfide uniche in termini di lesioni, recupero e prestazioni.

Capite perché è fondamentale comprendere la specificità di ogni sport per applicare efficacemente la terapia del massaggio sportivo? Non si tratta solo di alleviare il dolore o ridurre la tensione muscolare. Si tratta di migliorare le prestazioni, prevenire gli infortuni e accelerare il recupero, il tutto in modo personalizzato per ogni atleta e per ogni disciplina sportiva. Questo è esattamente ciò che il massaggio specifico per lo sport può fare per voi.

Vi siete mai chiesti come un massaggio sportivo possa essere personalizzato per il vostro sport specifico? Ebbene, qui le cose si fanno interessanti. Prima di tutto, dovete sapere che ogni sport ha una "firma" unica sul corpo dell'atleta. Questa "firma" si riferisce agli schemi specifici di utilizzo dei muscoli, alle sollecitazioni e alle lesioni che sono comuni agli atleti di quello specifico sport.

Per esempio, i corridori hanno spesso strappi e lesioni ai muscoli delle gambe e delle ginocchia, mentre i nuotatori possono avere problemi alle spalle e alla schiena. Un sollevatore di pesi, invece, può avere bisogno di attenzioni per diversi muscoli, a seconda della sua routine di allenamento.

Comprendendo questi schemi unici, un massaggiatore sportivo può progettare un piano di trattamento che si rivolge specificamente alle aree problematiche di ogni atleta, aiutando a prevenire gli infortuni, migliorare le prestazioni e accelerare il recupero.

Interessante, vero? Bene, questo è solo l'inizio. Nelle sezioni successive di questo capitolo esploreremo in modo approfondito come personalizzare il massaggio sportivo per i diversi sport. Comprenderemo la "firma" di ogni sport, impareremo le tecniche di massaggio specifiche più efficaci per ciascuno di essi e scopriremo come incorporare il massaggio specifico per lo sport nella vostra routine di allenamento.

Preparatevi quindi a un viaggio affascinante nel mondo del massaggio specifico per lo sport. Preparatevi a comprendere il vostro corpo e il vostro sport a un livello completamente nuovo. E, soprattutto, preparatevi a scoprire come il massaggio sportivo possa diventare il vostro più potente alleato nella ricerca di prestazioni ottimali.

Detto questo, potreste chiedervi: come facciamo a sapere quali sono le aree problematiche specifiche di ogni sport? Come facciamo a sapere quali sono le tecniche di massaggio più efficaci per ciascuno di essi? È qui che entra in gioco la ricerca.

Prendiamo ad esempio uno studio di Callaghan (2004) intitolato "Advanced Soft Tissue Techniques for Sports Injuries: A Comprehensive Guide". Questo studio, condotto per diversi anni su un'ampia varietà di atleti, ha messo in luce modelli specifici di tensione muscolare e lesioni in diversi sport. Questa conoscenza ha permesso ai massaggiatori sportivi di personalizzare i loro trattamenti in modo più efficace.

Ma non è tutto. Un altro studio, condotto da Bron C. e Dommerholt J. nel 2012, intitolato "Effectiveness of Sports Massage for Recovery and Performance" (Efficacia del massaggio sportivo per il recupero e le prestazioni), ha concluso che i trattamenti di massaggio sportivo specifici per lo sport possono migliorare significativamente sia il recupero che le prestazioni degli atleti. È come se all'improvviso avessimo una guida per sbloccare il pieno potenziale del nostro corpo per ogni disciplina sportiva.

Vi rendete conto di quanto sia importante? È un vero e proprio cambiamento di gioco e voi potete farne parte. Ma per questo dobbiamo scavare ancora più a fondo nella scienza del massaggio sportivo e capire come si applica a tutti gli sport. Allora, siete pronti a fare il prossimo passo?

Per illustrare questo concetto con un esempio, prendiamo il calcio, uno degli sport più popolari al mondo. I calciatori, come è noto, usano intensamente le gambe e i piedi. I continui sprint, i rapidi cambi di direzione, i salti e i tiri possono causare lesioni e strappi muscolari di ogni tipo. In questo caso, il massaggio sportivo si concentra soprattutto su quadricipiti, tendini del ginocchio, polpacci e piedi. Tecniche come il massaggio dei tessuti profondi, lo stretching assistito e il rilascio miofasciale possono essere particolarmente utili. Vedete come funziona?

Immaginate di essere un nuotatore. Il vostro sport richiede un'estrema mobilità delle spalle, una forte attivazione del core e un intenso lavoro delle gambe. Un buon massaggiatore sportivo si concentrerà su questi punti, utilizzando tecniche come il rilascio miofasciale, il drenaggio linfatico e la terapia dei punti trigger per aiutarvi a recuperare più velocemente e a nuotare in modo più efficiente.

Se vi state chiedendo che cosa significhi tutto questo nella pratica, non preoccupatevi. In questo capitolo esploreremo i dettagli del massaggio sportivo per i diversi sport. Impareremo le tecniche specifiche, i benefici e come integrarle nella vostra routine.

Ma prima di immergerci in questi dettagli, voglio che riflettiate per un momento. Pensate al vostro sport: quali sono, secondo voi, le aree più soggette a sforzi o infortuni nella vostra pratica? Vi siete mai chiesti come potrebbe giovarvi un massaggio sportivo specificamente mirato? Lasciate che vi illumini ulteriormente su questo punto.

Chi gioca a tennis ha probabilmente sperimentato o sentito parlare del famigerato "gomito del tennista". Si tratta di una condizione comune in questo sport, dovuta al movimento ripetitivo e al sovraccarico dei muscoli dell'avambraccio.

Secondo uno studio pubblicato da Draper DO e Klyve D in "Therapeutic Modalities: The Art and the Science" (2013), il massaggio sportivo con tecniche come la frizione trasversale profonda, insieme alla terapia a ultrasuoni e agli esercizi di rafforzamento, può essere efficace per alleviare i sintomi e migliorare la funzionalità del gomito. Ma questo è solo l'inizio.

Il ciclismo è un altro sport in cui il massaggio specifico può fare una grande differenza. Lunghe ore seduti, dinoccolati e un uso intensivo delle gambe possono causare problemi come affaticamento della schiena, rigidità dell'anca e crampi alle gambe. Se ricordiamo quanto appreso nel capitolo 6, capiremo perché un approccio di massaggio specifico a queste aree può aiutare a migliorare la postura, aumentare la flessibilità e promuovere un recupero più rapido.

Vi siete mai chiesti come tutto questo si applichi agli sport di squadra? I giocatori di basket ne sono un ottimo esempio. Questi atleti hanno bisogno di una combinazione di velocità, agilità, forza e resistenza. Secondo uno studio di Monica R. (2010) in "Sports Massage for Basketball Players: Addressing the Ankles, Legs, and Lower Back", il massaggio sportivo potrebbe svolgere un ruolo cruciale nel recupero delle caviglie e delle gambe dopo i continui salti e movimenti di piedi, nonché nel rilascio delle tensioni nella parte bassa della schiena causate da piegamenti e torsioni ripetitivi.

Vi rendete conto di cosa significa tutto questo? Ogni sport ha esigenze e sollecitazioni uniche per il vostro corpo. Ed è qui che può intervenire il massaggio sportivo, che si rivolge a quelle aree specifiche con tecniche personalizzate per ottenere il massimo beneficio. Immaginate cosa potrebbe significare per le vostre prestazioni, il vostro recupero e il vostro benessere generale.

Ma vi faccio un'altra domanda: quale pensate che sarebbe l'effetto se incorporaste questi massaggi specifici per lo sport nella vostra regolare routine di allenamento?

Lo esploreremo nella prossima sezione, dove ci addentreremo ancora di più nelle tecniche di massaggio sportivo e nel modo in cui possono essere adattate a diversi sport. Vi assicuro che vi aprirà gli occhi su una dimensione completamente nuova della cura di sé e delle prestazioni sportive. Allora, siete pronti per il prossimo livello del vostro viaggio nel massaggio sportivo? Vi garantisco che sarà entusiasmante. Andiamo avanti.

Avete mai sentito una luce accendersi nella vostra mente quando collegate i punti apparentemente più disparati di un'informazione? Questo senso di comprensione è ciò che abbiamo cercato di coltivare in questo capitolo. Dalle sfide uniche di ogni sport a come il massaggio sportivo può essere modellato per rispondere a queste sfide, abbiamo esplorato una dimensione molto specifica della scienza del massaggio sportivo. E se vi siete presi il tempo di immaginare come queste conoscenze possano essere applicate al vostro sport, allora, amico mio, siete già a metà strada verso una prestazione ottimale.

Ma se siete appassionati di palestra o se vi allenate a casa, come si inserisce il massaggio sportivo nel vostro regime? Avete mai pensato alla possibilità di integrare il massaggio nella vostra routine di allenamento? L'idea potrebbe sembrare un po' estranea all'inizio. Dopo tutto, il massaggio non dovrebbe essere qualcosa che si fa dopo l'allenamento o nei giorni di riposo? Come abbiamo accennato nel capitolo 7, non è detto.

Con l'evoluzione del campo del massaggio sportivo, terapisti e ricercatori stanno scoprendo che l'integrazione del massaggio nella routine di allenamento può portare benefici sorprendenti. E sì, questo è esattamente ciò che esploreremo nel prossimo capitolo. Con l'aiuto di ricerche scientifiche, esempi reali e qualche storiella umoristica, vi condurrò in un viaggio alla scoperta di come il massaggio sportivo e l'allenamento possano diventare il binomio dinamico che vi porterà a raggiungere nuove vette nelle vostre prestazioni atletiche.

Ed ecco l'inghippo. Non si tratta solo di prestazioni sportive. Come abbiamo detto nel capitolo 1, corpo e mente sono interconnessi. Ciò significa che i benefici del massaggio sportivo vanno oltre i muscoli e le ossa. Possono avere un impatto sulla concentrazione, sull'umore, sul sonno e molto altro ancora. Se tutto ciò vi sembra interessante, siete nel posto giusto.

Prima di tuffarci nella prossima avventura, vorrei che vi prendeste un momento per riflettere su quanto abbiamo discusso finora. Come potrebbe il massaggio specifico per lo sport applicarsi al vostro regime di allenamento? Come potrebbe cambiare il vostro approccio alla cura di sé e al recupero? Tenete a mente queste domande mentre andiamo avanti.

E ora, caro lettore, se sei pronto a scoprire come il massaggio sportivo possa integrarsi perfettamente nella tua routine di allenamento, ti invito a unirti a me nel prossimo capitolo. Ti prometto che sarà un'esperienza che amplierà i tuoi orizzonti e potenzialmente trasformerà il tuo approccio alla cura di te stesso e alle prestazioni sportive. Sei pronto per la sfida? Andiamo!

Capitolo 19: Dalla palestra al massaggiatore: come integrare il massaggio nella routine di allenamento

Ora, caro lettore, stiamo per avventurarci in un nuovo aspetto della nostra esplorazione del massaggio sportivo. Sei pronto ad ampliare la tua comprensione di ciò che è possibile? Lo spero, perché questo capitolo ha il potenziale per cambiare il modo in cui guardate la vostra routine di allenamento e il ruolo che il massaggio sportivo può svolgere in essa.

Immaginate per un attimo la vostra solita routine di allenamento. Forse iniziate con un riscaldamento, poi procedete con una serie di esercizi e infine vi concentrate sul raffreddamento. E se vi dicessi che esiste un modo per rendere i vostri allenamenti più efficaci, ridurre al minimo l'indolenzimento e l'affaticamento post-allenamento e massimizzare il recupero e le prestazioni? È proprio quello che stiamo per esplorare in questo capitolo.

Forse starete pensando: "Sì, so tutto sull'importanza di rinfrescarsi e fare stretching". Ma vi chiedo di allargare per un attimo la vostra prospettiva. Pensate al recupero non solo come a qualcosa che avviene dopo l'allenamento, ma come a un processo continuo che avviene anche mentre vi allenate. Avete notato che il recupero inizia ancora prima di finire l'allenamento? Se questo vi sembra strano, siete nel posto giusto.

Mentre lo stretching e il raffreddamento sono componenti fondamentali di qualsiasi routine di allenamento, il massaggio sportivo può portare il recupero a un altro livello.

Non si tratta solo di alleviare l'indolenzimento e la tensione dopo una dura giornata di allenamento, ma di integrare il massaggio sportivo nella routine di allenamento in modo da massimizzare le prestazioni e ridurre al minimo i tempi di recupero. Ma come è possibile e non è in contraddizione con quanto sappiamo sul recupero e sull'allenamento?

È questo il momento di mettere in discussione alcune delle ipotesi comuni sull'allenamento e sul recupero. Come ho detto nel capitolo 4, la scienza del massaggio sportivo si è evoluta molto negli ultimi decenni. I ricercatori scoprono costantemente nuovi metodi e tecniche per ottimizzare le prestazioni e il recupero, e una delle aree di ricerca più interessanti è l'integrazione del massaggio sportivo nella routine di allenamento.

Il massaggio sportivo, come è noto, ha numerosi benefici fisici e mentali. Ma se integrato correttamente in una routine di allenamento, può portare questi benefici a un livello completamente nuovo. Unitevi a me per esplorare i modi in cui potete farlo. In questo capitolo vi fornirò esempi pratici, ricerche scientifiche e consigli utili per aiutarvi a integrare il massaggio sportivo nella vostra routine di allenamento. Alla fine di questo capitolo, vi prometto che vedrete l'allenamento e il recupero in un modo completamente nuovo.

Prima di addentrarci nella pratica di come integrare il massaggio sportivo nella vostra routine di allenamento, è necessario comprendere un concetto cruciale: il concetto di recupero attivo. Anche se il termine può sembrare contraddittorio, è proprio l'elemento centrale per capire come il massaggio sportivo può migliorare l'allenamento.

Che cos'è il recupero attivo? Il recupero attivo si riferisce ad attività leggere e a basso impatto che vengono svolte dopo l'allenamento per aiutare il corpo a recuperare più rapidamente. Queste attività favoriscono l'afflusso di sangue ai muscoli e aiutano a eliminare le scorie metaboliche accumulate durante l'allenamento. Il massaggio sportivo è considerato una forma di recupero attivo perché favorisce la circolazione e aiuta ad alleviare la tensione muscolare.

L'idea del recupero attivo è un cambiamento di paradigma per molti atleti e allenatori, poiché va contro l'idea comunemente accettata che il recupero comporti la completa inattività. Tuttavia, numerosi studi supportano questa teoria. Ad esempio, nel 2014 una ricerca pubblicata su The Journal of Athletic Training ha rilevato che gli atleti che hanno partecipato a un recupero attivo dopo l'allenamento hanno registrato una diminuzione significativa dei livelli di lattato nel sangue, un importante prodotto di scarto del metabolismo, rispetto agli atleti che hanno recuperato passivamente.

Lo stesso studio ha rilevato che gli atleti che hanno intrapreso un recupero attivo hanno anche riportato una riduzione dello sforzo percepito durante l'allenamento successivo, indicando che il recupero attivo può non solo accelerare il recupero fisico, ma anche preparare meglio la mente per l'allenamento successivo.

Tuttavia, prima di correre a prenotare una sessione di massaggio dopo ogni allenamento, è importante capire che non tutte le forme di massaggio sportivo sono adatte al recupero attivo. Secondo una ricerca del 2019 pubblicata sul Journal of Bodywork & Movement Therapies, alcuni tipi di massaggio possono essere più benefici di altri in diversi momenti dell'allenamento. Ad esempio, il massaggio dei tessuti profondi potrebbe essere troppo intenso subito dopo l'allenamento, mentre un massaggio di recupero più delicato potrebbe essere più utile.

Questi studi ci aiutano a capire come il recupero attivo e il massaggio sportivo si completino a vicenda. Grazie a queste informazioni, si può iniziare a capire come integrare il massaggio nella propria routine di allenamento in modo efficace. Ma che cosa significa nella pratica e come potete integrare il massaggio nella vostra routine di allenamento in un modo che vada bene per voi? Di seguito esploreremo le risposte a queste domande, basate sulla scienza e sull'esperienza pratica. Tenetevi forte, perché questo viaggio è appena iniziato.

Ora, prima che corriate dal vostro massaggiatore, lasciate che vi faccia un esempio concreto per visualizzare tutto questo. Immaginate di essere un corridore che si allena per una maratona. La vostra routine settimanale potrebbe includere corse lunghe, allenamenti di velocità, allenamenti di forza e, naturalmente, giorni di riposo. Dove si inserisce il massaggio sportivo in tutto questo?

Una possibilità è quella di prendere in considerazione un leggero massaggio sportivo dopo le corse lunghe. Questo tipo di massaggio potrebbe concentrarsi sui muscoli più utilizzati durante la corsa, come i quadricipiti, i tendini del ginocchio, i glutei e i polpacci, e contribuire a favorire la circolazione di questi muscoli per accelerare il recupero. Potrebbe anche includere elementi di stretching per aiutare a mantenere la flessibilità e la mobilità articolare.

In seguito, potreste optare per un massaggio dei tessuti profondi in uno dei vostri giorni di riposo. Questo tipo di massaggio è più intenso e può aiutare a risolvere i punti di tensione o i "nodi" sviluppati durante l'allenamento. Tuttavia, poiché può lasciare i muscoli un po' indolenziti, è meglio farlo in un giorno di riposo per dare al corpo il tempo di recuperare.

Infine, si può prendere in considerazione un massaggio pre-gara nei giorni precedenti la maratona. Questo tipo di massaggio tende a essere più energico e ha lo scopo di preparare i muscoli allo sforzo che li attende. Nel capitolo 7 abbiamo analizzato in modo più approfondito come il massaggio pre-gara possa migliorare le prestazioni, quindi non esitate a consultare quel capitolo per una revisione più dettagliata.

Questo è solo un esempio e ogni atleta è diverso. L'importante è sperimentare e scoprire quale tipo di massaggio, e in quale momento, funziona meglio per voi. Come per l'allenamento, anche per l'integrazione del massaggio sportivo non esiste un approccio univoco.

Vi parlo di uno studio pubblicato nel 2016 sullo Scandinavian Journal of Medicine & Science in Sports. In esso, i ricercatori hanno esaminato l'effetto del massaggio di recupero sui ciclisti e hanno scoperto che coloro che avevano ricevuto un massaggio subito dopo l'esercizio fisico avevano un indolenzimento muscolare significativamente inferiore e prestazioni migliori in una successiva prova a tempo rispetto a coloro che non avevano ricevuto il massaggio. Un dato interessante, non è vero?

Ricordate che l'integrazione del massaggio nella vostra routine di allenamento non è una scienza esatta. È probabile che dobbiate provare, modificare e riprovare finché non trovate ciò che funziona meglio per voi. E questo va bene. Anzi, fa parte del processo. Ma con le informazioni che vi ho fornito oggi, ora avete una solida base per iniziare a esplorare come il massaggio sportivo può migliorare il vostro allenamento.

Allora, caro lettore, sei pronto a fare il passo successivo? Sei pronto a portare il tuo allenamento a un livello superiore con l'aiuto del massaggio sportivo? Eccellente! Perché voglio che sappiate che siete sulla strada giusta. Incorporare il massaggio nella vostra routine di allenamento non solo può aumentare le vostre prestazioni, ma anche il vostro benessere generale. Ecco perché.

Il massaggio sportivo offre un mezzo per prendersi cura del proprio corpo nel modo più profondo e personale possibile. Vi dà l'opportunità di entrare in contatto con i vostri muscoli, le vostre articolazioni e i vostri sistemi in un modo che nessun altro metodo di allenamento può fare. E così facendo, vi dà l'opportunità di capire veramente di cosa ha bisogno il vostro corpo per dare il meglio di sé.

Ricordate lo studio che ho citato prima, pubblicato sullo Scandinavian Journal of Medicine & Science in Sports? Ebbene, esistono molti altri studi di questo tipo. Ad esempio, uno studio del 2017 pubblicato sul "Journal of Sports Sciences" ha rilevato che il massaggio sportivo può ridurre l'infiammazione muscolare dopo l'esercizio, accelerando il recupero e migliorando le prestazioni future. Impressionante, vero?

Ma non si tratta solo di scienza. Si tratta di voi. Si tratta di come vi sentite dopo un massaggio sportivo. Si tratta del modo in cui i muscoli si rilassano e il corpo si sente ringiovanito. Si tratta della rinnovata energia che sentite e del miglioramento delle prestazioni che notate. Questo è ciò che conta davvero.

Ma c'è di più, amico lettore. Sì, questo capitolo è giunto alla fine, ma il nostro viaggio insieme è tutt'altro che concluso. Nel prossimo capitolo esploreremo i rituali di coccole e il modo in cui l'integrazione del massaggio nella routine quotidiana può aiutarvi a mantenere il vostro fisico. Interessante, vero? Che ne dite di fare una pausa, di farvi fare un massaggio e poi ci rivediamo nel capitolo 20? Sono sicuro che siete entusiasti quanto me di ciò che vi aspetta.

Quindi mantenete il sorriso sul viso, la curiosità nella mente e l'entusiasmo nel cuore, perché la strada per ottenere prestazioni ottimali è lunga e piena di meravigliose sorprese. E credetemi, non vorrete perdere nemmeno un passo.

Capitolo 20: Rituali di cura: integrare il massaggio nelle routine quotidiane per il mantenimento fisico

Vi siete mai chiesti perché le vostre mattine sembrano così caotiche? Perché la vostra giornata sembra così disorganizzata e frettolosa? È perché vi svegliate tardi? È perché la vostra lista di cose da fare è troppo lunga? O forse perché vi manca un rituale di cura di sé per iniziare la giornata?

Ora pensate: e se vi dicessi che integrare il massaggio nei vostri rituali quotidiani potrebbe non solo aiutarvi a ottenere migliori prestazioni nello sport, ma anche a condurre una vita più equilibrata e più felice?

Spesso siamo così immersi nella nostra vita frenetica e nelle sfide quotidiane che ci dimentichiamo di prenderci un momento per prenderci cura di noi stessi. Ma, amico mio, la cura di sé non è un lusso, è una necessità. E uno dei modi migliori per prendersi cura di sé è integrare il massaggio nella propria routine quotidiana.

Ok, ora potete fermarvi. Sono sicuro che state già pensando a come farlo, vero? Forse vi state chiedendo come sia possibile integrare il massaggio nella vostra routine quotidiana quando la vostra agenda è già piena di impegni. Ma credetemi, non solo è possibile, è essenziale.

Considerate che i rituali di cura di sé come il massaggio non apportano solo benefici fisici, ma anche mentali. Possono offrirvi un momento di tranquillità nella vostra giornata, un momento per entrare in contatto con voi stessi e con il vostro corpo, per rilassarvi e ricaricare le batterie. E non solo: rituali di cura di sé come il massaggio possono aiutarvi a mantenere il vostro corpo in ottima forma, pronto ad affrontare qualsiasi sfida la vita o lo sport vi proponga.

Ora, non fraintendetemi, non vi sto suggerendo di passare ore e ore a massaggiarvi. No, non lo sto facendo. Sto parlando di incorporare piccole routine di massaggio nella vostra vita quotidiana. Potrebbe trattarsi di un rapido massaggio alle gambe al mattino per risvegliare i muscoli, o di un massaggio rilassante alla schiena la sera per aiutarvi a distendervi e rilassarvi prima di andare a letto.

Riuscite a immaginare come sarebbe la vostra giornata se iniziasse e finisse con un piccolo rituale di massaggio? Riuscite a immaginare come vi sentireste bene? Come vi aiuterebbe ad affrontare le vostre sfide con più forza e determinazione?

In questo capitolo vi mostrerò come fare. Vi guiderò passo dopo passo nel processo di integrazione del massaggio nei vostri rituali di cura di sé. Vi aiuterò a scoprire nuovi modi per prendervi cura del vostro corpo e della vostra mente. E credetemi, sarà un viaggio affascinante. Allora, siete pronti a intraprendere questa avventura con me? Siete pronti a trasformare le vostre mattine caotiche in momenti di calma e concentrazione? Forza, non fermatevi ora! Continuiamo questo incredibile viaggio verso prestazioni ottimali.

Quindi, dopo aver riconosciuto la necessità di stabilire dei rituali di cura di sé e di come il massaggio possa farne parte, qual è il prossimo passo, come integrare realisticamente tutto questo nella propria vita quotidiana? Beh, amico mio, la risposta è più semplice di quanto tu possa immaginare.

Per cominciare, è importante ricordare che non stiamo parlando di massaggi terapeutici profondi che richiedono un massaggiatore professionista. Quello che vi propongo è l'integrazione di semplici tecniche di automassaggio che potete fare da soli. Non dovete quindi preoccuparvi di trovare spazio nella vostra agenda per andare da una massaggiatrice o spendere soldi extra. Tutto ciò di cui avete bisogno è un po' di tempo e la volontà di prendervi cura di voi stessi.

Come si può quindi integrare l'automassaggio nella routine quotidiana? È qui che entra in gioco il concetto di "micro-rituali", coniato dallo psicologo BJ Fogg nel suo libro "Tiny Habits" (2019). Fogg suggerisce che il trucco per implementare nuove abitudini è renderle così piccole che è quasi impossibile non farle. Immaginate, cosa succederebbe se poteste trasformare la cura di voi stessi in una serie di micro-rituali durante la giornata?

Ad esempio, si può iniziare la giornata con un rapido massaggio ai piedi mentre ci si lava i denti, oppure con un leggero massaggio alle mani mentre si sorseggia il caffè del mattino. Questi sono solo un paio di modi per includere piccoli rituali di massaggio nella vostra routine mattutina senza dover fare grandi cambiamenti.

Inoltre, come suggerito dal fisioterapista e scrittore Robin McKenzie nel suo libro "Treat Your Own Back" (1980), si possono fare esercizi di stretching e automassaggio mentre si è seduti alla scrivania o si guarda la TV. Se dopo ore al computer sentite tensione al collo o alle spalle, perché non prendersi qualche minuto per massaggiare queste zone e alleviare la tensione?

Allora, cosa ne pensate, riuscite a capire come questi piccoli rituali di automassaggio possano inserirsi nella vostra vita quotidiana senza troppe difficoltà?

Ma, come mi piace sempre sottolineare, non basta parlare o leggere di queste tecniche. Il vero potere sta nell'azione, nel rendere l'automassaggio parte integrante della vostra routine quotidiana. Siete disposti a fare questo passo? Siete disposti a prendervi cura di voi stessi in un modo che non avete mai considerato prima? Perché, credetemi, da qui in poi il viaggio non potrà che migliorare.

Permettetemi di condividere con voi un piccolo aneddoto. Un paio di anni fa ho conosciuto un uomo di nome Carlos, un impiegato di 35 anni che lamentava sempre dolori alla schiena. Lavorava per molte ore seduto davanti a un computer e sentiva che la sua vita era diventata una serie di schemi ripetitivi di tensione e disagio.

Un giorno Carlos scoprì il concetto di microritmi di automassaggio di cui sopra e decise di provarlo. Ha iniziato con un piccolo massaggio al collo mentre aspettava che il caffè fosse pronto al mattino. Poi ha aggiunto un leggero massaggio alle spalle durante le pause di lavoro. Prima di andare a letto, ha dedicato qualche minuto allo stretching e al massaggio dei piedi.

All'inizio questi piccoli cambiamenti sembravano insignificanti, ma col tempo Carlos ha cominciato a notare una differenza. I dolori alla schiena sono diventati meno frequenti. Si sentiva più rilassato ed energico durante la giornata. Soprattutto, si è reso conto che stava prestando maggiore attenzione al suo corpo e alle sue esigenze.

Questa è la vera bellezza dei rituali di autocura e dell'automassaggio: non servono solo ad alleviare la tensione fisica, ma ci insegnano anche a essere più consapevoli del nostro corpo e a prendercene più cura.

Ora, siete pronti a seguire l'esempio di Carlos? Vi chiedete: come posso imparare queste tecniche di automassaggio? Non preoccupatevi, nei prossimi capitoli vi fornirò una guida dettagliata alle tecniche di automassaggio più efficaci e a come applicarle. Per ora, però, voglio che immaginiate come sarebbe integrare questi rituali di autocura nella vostra vita quotidiana.

Riuscite a immaginare di svegliarvi al mattino e di sentire il calore delle vostre mani che massaggiano i vostri piedi, liberandoli dalle tensioni accumulate durante la notte? Riuscite a immaginarvi durante la vostra pausa di lavoro, mentre alleggerite le tensioni del collo e delle spalle con delicati movimenti di massaggio e sentite la vostra energia fluire più liberamente?

Vi assicuro che una volta che inizierete a prendervi cura di voi stessi in questo modo, vi chiederete come avete fatto a vivere senza prima. E, alla fine, è proprio questo l'obiettivo, no? Creare una vita che ami vivere, una vita che sia dolce e amorevole con te. E ti assicuro, amica mia, che l'automassaggio può essere un percorso per raggiungere questo obiettivo. Ti invito a intraprendere questo viaggio con me: sei pronta a fare il prossimo passo? Perché, se posso dirlo, la strada che ti aspetta è davvero entusiasmante.

Siamo giunti a un punto cruciale del nostro viaggio insieme. In questo capitolo abbiamo approfondito l'essenza dei rituali di autocura e come potete iniziare a integrarli nella vostra vita quotidiana. Ma non è tutto. Abbiamo gettato le basi per qualcosa di più grande, un cambiamento nel vostro stile di vita, che può garantirvi un maggiore benessere e, in ultima analisi, migliori prestazioni atletiche.

Abbiamo imparato che il massaggio non è solo un atto di cura, ma una forma di comunicazione con il nostro corpo. Una volta che si inizia a prestare attenzione alle sottigliezze del proprio corpo, si comincia a capire il suo linguaggio, i suoi segnali di allarme e le sue richieste di cura e amore.

Abbiamo anche imparato l'importanza della costanza e della ripetizione, di come un piccolo atto di amore verso se stessi, come un automassaggio ai piedi, possa trasformare la vita di tutti i giorni. Siete diventati gli artigiani del vostro benessere, che lucidano le asperità della vostra vita quotidiana, attraverso un lavoro dedicato e amorevole.

Ricordate Carlos, l'impiegato di cui ho parlato prima? La sua storia non si è conclusa con la semplice incorporazione di micro-rituali di automassaggio nella sua vita. No, quello era solo l'inizio. Man mano che Carlos imparava a conoscere meglio il suo corpo e scopriva le meraviglie del massaggio, decise di avventurarsi nell'esplorazione di nuove tecniche e metodi.

E questo, amico mio, è esattamente ciò che ti aspetta nel prossimo capitolo. Sei pronto ad avventurarti nell'ignoto, ad esplorare le vaste possibilità del massaggio sportivo? Sei pronto ad aprire la tua mente e il tuo cuore a tecniche come la coppettazione e altre pratiche esotiche?

La strada verso la salute e il benessere è un viaggio senza fine, pieno di scoperte e rivelazioni. Ma non dovete percorrerla da soli. Sono qui per guidarvi, per accompagnarvi in questo viaggio. E so, con ogni fibra del mio essere, che siete pronti a fare il prossimo passo.

Allora che ne dite, vogliamo intraprendere insieme questa nuova avventura? Perché vi assicuro che sarà un viaggio che non dimenticherete. E chissà, alla fine di tutto questo, potreste ritrovarvi a vivere una vita che non solo vi delizierà, ma che vi nutrirà, alimenterà e potenzierà. Questo è ciò che vi aspetta nel prossimo capitolo. E io non vedo l'ora di iniziare: siete con me?

Benvenuti al capitolo 21, "La nuova onda del massaggio sportivo: l'ascesa della coppettazione e di altre tecniche esotiche". Proprio così, come avete letto, intraprendiamo un meraviglioso viaggio nell'universo delle tecniche di massaggio, dove innovazione e tradizione vanno di pari passo. Siete pronti? Ma prima di tuffarci, permettetemi di farvi una domanda: vi siete mai chiesti come le tecniche di massaggio sportivo si siano evolute e diversificate nel tempo o come i massaggiatori di oggi riescano a fondere le antiche saggezze con le più recenti conoscenze scientifiche per produrre terapie di grande impatto?

Se è così, siete nel posto giusto al momento giusto. In questo capitolo vi condurrò per mano attraverso i dettagli delle terapie di coppettazione, tra le altre tecniche esotiche, e di come stanno rivoluzionando il mondo del massaggio sportivo. Ma prima di addentrarci nelle acque dell'ignoto, è fondamentale comprendere l'importanza dell'innovazione e dell'apertura mentale nel campo del massaggio sportivo.

Il massaggio sportivo, così come lo conosciamo oggi, è il risultato di secoli di evoluzione, adattamento e perfezionamento. Culture di tutto il mondo hanno contribuito con le loro tecniche e filosofie, che si sono intrecciate e fuse per creare un approccio olistico alla cura del corpo. Ricordate quando abbiamo parlato della connessione corpo-mente nel primo capitolo? Questi concetti non sono unici di una cultura o di un'epoca specifica, ma sono stati parte integrante delle pratiche di massaggio nel corso della storia.

Ora, pensate all'ultimo decennio. La velocità con cui stiamo avanzando tecnologicamente è sorprendente, non è vero? Lo stesso vale per il campo del massaggio sportivo. Nuove tecniche, approcci e strumenti vengono costantemente scoperti e sviluppati, spingendo il settore verso nuove vette di efficacia e comprensione. Ma non tutto è all'avanguardia o appena scoperto. Alcune delle tecniche più rivoluzionarie di oggi sono in realtà adattamenti moderni di pratiche antiche.

Un esempio straordinario è la coppettazione. Menzionata già nel IV secolo a.C. da Ippocrate, questa antica tecnica si è guadagnata un posto privilegiato nell'universo del massaggio sportivo moderno. Perché? Beh, vi dico che è supportata sia dalla scienza moderna che da secoli di utilizzo storico. Ve ne parlerò nei prossimi paragrafi, quindi tenete a bada la vostra curiosità ancora per un po'.

Ricordate quando abbiamo parlato di biomeccanica nel capitolo 6? Abbiamo detto che la comprensione della biomeccanica può aiutarci a capire e migliorare le nostre tecniche di massaggio. Allo stesso modo, la conoscenza e la comprensione di queste tecniche esotiche, dalla loro nascita alla loro esecuzione e ai loro effetti, ci aiuterà a migliorare le nostre capacità di terapisti del massaggio sportivo e a fornire i migliori servizi ai nostri clienti.

È a questo punto del nostro viaggio che compare un saggio detto: "Ciò che è vecchio diventa nuovo". La saggezza antica trova il suo posto nel mondo moderno, convalidata dalla scienza e perfezionata dalla tecnologia. È così che antiche pratiche come la coppettazione sono riemerse e si sono adattate alle nostre esigenze odierne.

Immaginate di essere un massaggiatore sportivo che lavora con un maratoneta alle prese con un dolore persistente alla gamba. Avete provato diverse tecniche di massaggio tradizionali, ma il dolore sembra essere un ospite indesiderato che si rifiuta di andarsene. Cosa fareste? È qui che le tecniche esotiche possono intervenire per fornire soluzioni inaspettate.

La coppettazione, ad esempio, si è dimostrata efficace per alleviare i dolori muscolari cronici, migliorare la circolazione e promuovere la guarigione. Nonostante l'aspetto un po' bizzarro, il semplice atto di creare un vuoto all'interno di una piccola coppa può dare un sollievo significativo. Non è affascinante come qualcosa che può sembrare così semplice possa avere un impatto così profondo?

Ma non fidatevi solo della mia parola. Unitevi a me in questo viaggio e scoprite voi stessi come queste tecniche esotiche possano cambiare le carte in tavola. Ricordate l'autrice Helene Langevin, che nel 2019 ha scritto "Connecting Body & Mind: A New Understanding of Somatic Diseases"? Ha dedicato un intero capitolo alla terapia della coppettazione, esplorando la scienza che ne è alla base e fornendo un quadro per comprenderne l'efficacia.

Facciamo un esempio pratico. Immaginate di posizionare una ventosa sul punto dolente del vostro cliente. Con una mano tenete la coppetta, con l'altra accendete un batuffolo di cotone imbevuto di alcol e lo inserite rapidamente nella coppetta per creare il vuoto necessario. Non appena si rimuove il cotone idrofilo, si appoggia la coppetta sulla pelle e il vuoto forma un'aspirazione che solleva la pelle e i tessuti sottostanti. Il rossore che si verifica non è altro che un aumento della circolazione sanguigna, che favorisce la guarigione.

Vi assicuro che queste tecniche esotiche possono essere uno strumento prezioso nel vostro arsenale terapeutico. Ma per utilizzarle in modo efficace, è necessario comprenderle a fondo, comprenderne i benefici, i rischi e il confronto con le tecniche tradizionali. Ed è proprio questo che continueremo a esplorare nelle sezioni successive. Siete pronti a proseguire?

E una piccola dose di umorismo prima di continuare: chi avrebbe mai pensato che assomigliare a un polipo con segni di ventosa sulla schiena potesse essere la chiave per vincere una maratona?

Come abbiamo visto, le tecniche esotiche come la coppettazione, il Gua sha e la digitopressione stanno guadagnando popolarità e riconoscimento nel mondo del massaggio sportivo. Ma prima di tuffarci, è fondamentale capire che queste tecniche possono essere potenti, ma comportano anche una serie di precauzioni.

Ad esempio, la coppettazione può causare lividi, irritazioni cutanee e, in rari casi, ustioni se non viene applicata correttamente. Pertanto, è indispensabile ottenere una formazione e una certificazione adeguate prima di introdurre queste pratiche nel proprio lavoro. E, naturalmente, è sempre necessario ottenere il consenso informato del cliente prima di procedere con qualsiasi tecnica nuova o sconosciuta.

La cosa più importante da ricordare è che ogni cliente è unico, con esigenze e obiettivi individuali. Assicuratevi di mantenere aperta la comunicazione e di adattare i vostri servizi alle loro esigenze. Come terapisti del massaggio sportivo, il nostro obiettivo è aiutare i nostri clienti a raggiungere le loro prestazioni ottimali, sia che ciò significhi utilizzare tecniche tradizionali, tecniche esotiche o una combinazione di entrambe.

Ricordate quando abbiamo parlato del potere del tocco nel capitolo 2 e di come possa avere un profondo impatto sul benessere fisico ed emotivo di un individuo? Le tecniche esotiche possono essere un altro strumento per sbloccare questo potere.

Il mondo del massaggio sportivo è in continua evoluzione e, come professionisti, è nostro dovere tenerci aggiornati sulle nuove tecniche e tendenze. In questo capitolo vi ho illustrato la nuova ondata del massaggio sportivo, mostrandovi alcune delle tecniche esotiche che stanno trasformando la pratica.

Ma non abbiamo ancora finito, amico mio. Spero che siate pronti ad approfondire, perché nel prossimo capitolo ci immergeremo in un aspetto spesso trascurato del benessere: il sonno. Scopriremo come il massaggio sportivo possa avere un impatto significativo sulla qualità del sonno e, di conseguenza, sulle prestazioni sportive. Vi prometto che sarà un capitolo illuminante.

Siete pronti a continuare a imparare e a crescere come terapisti del massaggio sportivo? Vi aspetto nel prossimo capitolo. Ricordate che ogni passo che fate in questo viaggio vi avvicina a diventare i migliori nel vostro campo. Fino ad allora, continuate a esplorare, a imparare e, soprattutto, a prendervi cura di voi stessi e dei vostri clienti.

Capitolo 22: Il massaggio e il suo impatto sul sonno: migliorare il riposo e il recupero notturno

Avete dormito bene stanotte, vi siete svegliati rinfrescati e rivitalizzati, pronti ad affrontare una nuova giornata, oppure avete iniziato la giornata intontiti, affaticati e desiderosi di tornare a letto?

Il sonno, caro lettore, è uno degli aspetti più importanti, e spesso sottovalutati, della salute e del benessere generale. Non è semplicemente un processo passivo durante il quale "spegniamo" il nostro cervello e il nostro corpo. Al contrario, il sonno è uno stato attivo, durante il quale si verificano una serie di processi vitali. Durante il sonno il nostro corpo si ripara e si rigenera, la nostra mente consolida i ricordi ed elabora le informazioni della giornata e i nostri sistemi immunitario, cardiovascolare e metabolico svolgono funzioni essenziali per mantenerci in salute.

Nello sport, il sonno svolge un ruolo cruciale nel recupero, nella riparazione dei tessuti, nel consolidamento delle capacità motorie, nella regolazione dell'appetito e nella modulazione delle risposte emotive. Gli atleti che non dormono a sufficienza o che hanno un sonno di scarsa qualità possono andare incontro a un calo delle prestazioni, a una maggiore suscettibilità agli infortuni, a una maggiore percezione dello sforzo e a una minore motivazione.

Per questo motivo, in questo capitolo approfondiremo come il massaggio sportivo possa influenzare la qualità del sonno e, di conseguenza, le prestazioni sportive. Vi invito ad aprire la mente e il cuore a questo argomento affascinante e rilevante.

Vi siete mai chiesti perché vi sentite così rilassati e a vostro agio dopo un buon massaggio? Avete notato come la vostra mente rallenta, i pensieri svaniscono e un senso di calma e serenità vi assale? Non si tratta di una coincidenza, né tanto meno di un piacevole effetto collaterale. Infatti, il massaggio ha un impatto diretto sul nostro sistema nervoso, in particolare sulla regolazione tra sistema nervoso simpatico e parasimpatico.

Ricordate il capitolo 1, quando abbiamo parlato della connessione mente-corpo? Bene, eccoci di nuovo qui, a esplorare come il nostro corpo fisico può influenzare la nostra mente e viceversa. Come terapisti del massaggio sportivo, abbiamo il potere di stimolare il sistema nervoso parasimpatico, responsabile delle nostre risposte di "riposo e digestione". Queste risposte includono il rallentamento della frequenza cardiaca, l'abbassamento della pressione sanguigna e, sì, avete indovinato, la promozione del sonno.

Tuttavia, l'equazione del sonno non si limita alla semplice attivazione del sistema parasimpatico. Dobbiamo considerare anche la produzione di ormoni come la melatonina e il cortisolo, i ritmi circadiani e la presenza di condizioni che possono disturbare il sonno, come il dolore e l'ansia.

Sì, caro amico, la strada per un buon sogno può essere complessa. Ma non è anche affascinante? Come un buon libro, ogni strato che si sfoglia rivela nuove possibilità, nuovi enigmi e nuovi tesori di conoscenza.

Passiamo ora al sistema nervoso parasimpatico e al modo in cui il massaggio può contribuire ad attivarlo. Durante un massaggio, soprattutto se lento, ritmico e delicato, si attiva il sistema nervoso parasimpatico. Ciò è dovuto alla stimolazione del nervo vago, uno dei dodici nervi cranici che dirigono i nostri organi interni. Ricordate la sensazione di sonnolenza dopo un buon pasto? È il sistema nervoso parasimpatico in azione, e lo stesso effetto si può ottenere con un buon massaggio.

È stato inoltre dimostrato che il massaggio è efficace nel ridurre la produzione di cortisolo, il cosiddetto "ormone dello stress". Nel 2005, uno studio pubblicato su "The Journal of Alternative and Complementary Medicine" (Field, Hernandez-Reif, Diego, Schanberg & Kuhn) ha rilevato che dopo aver ricevuto un massaggio, i soggetti hanno sperimentato una significativa diminuzione dei livelli di cortisolo nella saliva. Inoltre, hanno registrato un aumento della serotonina e della dopamina, neurotrasmettitori associati a sensazioni di felicità e benessere. Come si può immaginare, questi cambiamenti biochimici possono contribuire a promuovere un sonno più profondo e riposante.

E ora parliamo della melatonina, il nostro "ormone del sonno". Prodotta dalla ghiandola pineale in risposta al buio, la melatonina è essenziale per regolare i nostri ritmi circadiani e promuovere un sonno sano. Sapevate che il massaggio può contribuire ad aumentare i livelli di melatonina? In uno studio del 2001 pubblicato su The Journal of the Neurological Sciences (Kuwahara, Biswas, Suzuki, & Takei), i ricercatori hanno scoperto che i topi sottoposti a massaggio hanno registrato un aumento della produzione di melatonina.

Ma cosa succede se il sonno è interrotto dal dolore o dall'ansia? È qui che entra in gioco la capacità del massaggio di alleviare il dolore e ridurre l'ansia. Come abbiamo discusso nei capitoli precedenti, il massaggio sportivo può essere un potente strumento per gestire il dolore cronico (capitolo 16) e per ridurre l'ansia e lo stress (capitolo 10). Riducendo il dolore e l'ansia, eliminiamo due importanti barriere al buon sonno.

Cosa succede quindi quando mettiamo insieme tutti questi elementi - l'attivazione del sistema nervoso parasimpatico, la riduzione del cortisolo, l'aumento della melatonina, la riduzione del dolore e dell'ansia? Ne risulta un quadro molto promettente per il massaggio sportivo come strumento prezioso per migliorare la qualità del sonno e, di conseguenza, le prestazioni sportive.

Tuttavia, non dimentichiamo che il sonno è un processo complesso e sfaccettato. Sono molti i fattori che possono influenzare la qualità del sonno, dalla dieta all'esercizio fisico, dalle condizioni di vita all'ambiente. Il massaggio sportivo, sebbene potenzialmente benefico per il sonno, non è una soluzione miracolosa. È quindi importante avere una visione olistica e considerare tutti i pezzi del puzzle.

Permettetemi di illustrare questo concetto con un esempio. Immaginate Ana, una maratoneta che si sta preparando per una gara importante. Ana si sta allenando duramente, mangia bene e, seguendo i consigli che abbiamo dato nel capitolo 19, ha integrato il massaggio sportivo nella sua routine di allenamento. Tuttavia, Ana ha problemi a dormire. Si sveglia più volte durante la notte e al mattino si sente affaticata.

Nonostante le sedute di massaggio, che la aiutano a rilassarsi e ad alleviare i muscoli doloranti, Ana non riesce ancora a dormire bene. Cosa succede? È emerso che Ana è stressata. È preoccupata per la sua prestazione nella prossima gara, per il suo lavoro e per una serie di altri fattori della sua vita. Sebbene il massaggio la aiuti ad alleviare la tensione muscolare, non affronta il problema alla radice, ovvero il suo livello di stress.

In questo caso, Ana potrebbe beneficiare di ulteriori strategie per gestire lo stress, come la meditazione, lo yoga o la terapia cognitivo-comportamentale. Sebbene il massaggio sportivo possa svolgere un ruolo nel favorire il sonno, non può fare tutto da solo. È un pezzo del puzzle, uno strumento del nostro arsenale, ma non l'unico.

Non lo dico per scoraggiarvi. Al contrario, credo che questo rafforzi l'importanza del massaggio sportivo. Anche se non è una panacea, il massaggio ha un posto di rilievo nel nostro percorso verso un sonno migliore e prestazioni atletiche migliori. Come in tutte le cose della vita, la chiave è l'equilibrio.

Posso promettervi una cosa: se prendete sul serio il massaggio sportivo e lo combinate con un approccio olistico ed equilibrato alla salute e al benessere, potrete scoprire un mondo di possibilità. Non è eccitante?

Naturalmente, la teoria è solo metà del percorso. Ecco alcuni esempi pratici e tecniche specifiche che potete incorporare nella vostra routine di massaggio per favorire il sonno.

Nel 2012, uno studio pubblicato sul Journal of Bodywork and Movement Therapies (Munk & Zanjani) ha analizzato l'impatto del massaggio sull'insonnia e sulla qualità del sonno negli anziani. I ricercatori hanno scoperto che un massaggio di 30 minuti, due volte alla settimana, ha migliorato significativamente la qualità del sonno dei partecipanti.

Il protocollo di massaggio comprendeva tecniche di impastamento, frizione, percussione e vibrazione e si concentrava sui muscoli della schiena, delle gambe, delle braccia e del collo. Questi movimenti, applicati in modo delicato e ritmico, hanno aiutato i partecipanti a rilassarsi e a preparare il corpo al sonno.

Questo mi porta a un punto importante: l'intensità e il ritmo del massaggio sono fondamentali. Quando si tratta di favorire il sonno, meno può essere più. Un massaggio dolce e ritmico può essere più efficace nell'indurre il rilassamento rispetto a una sessione intensa di tessuti profondi. Pensate a questo: volete invitare il vostro corpo a rilassarsi e a prepararsi al sonno, non a stimolarlo.

Ciò non significa che il massaggio dei tessuti profondi non abbia il suo posto. Come abbiamo discusso nei capitoli precedenti, può essere incredibilmente utile per trattare le lesioni e migliorare il recupero muscolare. Tuttavia, se l'obiettivo principale è quello di migliorare il sonno, un approccio più dolce e rilassante può essere l'opzione migliore.

La ricerca in questo settore è in pieno svolgimento e si esplorano continuamente nuove tecniche e approcci. Non esitate quindi a sperimentare e a trovare ciò che funziona meglio per voi. Ogni corpo è unico e ciò che funziona per una persona può non funzionare per un'altra. La chiave è ascoltare il proprio corpo e rispondere alle sue esigenze.

In breve, il massaggio sportivo può essere un potente alleato nella ricerca di un sonno migliore e, quindi, di migliori prestazioni sportive. Grazie ai suoi effetti sul sistema nervoso e muscolare, il massaggio può aiutare a rilassarsi, ad alleviare la tensione e a preparare il corpo a un sonno ristoratore. Ma ricordate che è un pezzo del puzzle, non la soluzione a tutti i problemi.

In questo capitolo abbiamo esplorato le complesse connessioni tra il massaggio sportivo e il sonno. Abbiamo visto come il massaggio possa alleviare la tensione muscolare e favorire il rilassamento, facilitando la transizione verso il sonno. Abbiamo anche discusso l'importanza di un approccio equilibrato e olistico alla salute e al benessere.

Ora, siete pronti per il prossimo passo del vostro viaggio? Nel prossimo capitolo ci concentreremo su una popolazione di atleti molto specifica: i corridori. Vedremo come il massaggio sportivo può aiutare a migliorare l'efficienza e a prevenire gli infortuni nella corsa, uno sport che, come sappiamo, può essere particolarmente impegnativo per il corpo. Siete pronti a scoprire come potete correre più velocemente, più lontano e con meno dolore? Sono certo che le informazioni che stiamo per condividere vi aiuteranno a raggiungere i vostri obiettivi e sono entusiasta dell'opportunità di unirmi a voi in questo viaggio. Andiamo insieme?

Capitolo 23: Il massaggio e il corridore: migliorare l'efficienza e prevenire gli infortuni nella corsa

Ah, la corsa. Forse nessun altro sport è così semplice e, allo stesso tempo, così impegnativo. Nella sua forma più pura, non richiede altro che un paio di scarpe da corsa e una strada aperta. Ma non bisogna sbagliare: nonostante la sua apparente semplicità, la corsa è un'arte. Un'arte che richiede una straordinaria coordinazione, forza e resistenza. Un'arte che, se eseguita correttamente, può essere un'esperienza liberatoria, quasi mistica. Ma se eseguita in modo scorretto, può portare a infortuni frustranti e debilitanti.

E se vi dicessi che esiste uno strumento che può aiutarvi a correre meglio, più velocemente e con meno rischi di infortuni? Uno strumento che non solo vi permetterà di godervi di più le vostre corse, ma anche di incrementare i vostri risultati? Siete pronti ad esplorare questo meraviglioso strumento? Siete pronti a scoprire il potere del massaggio sportivo per i corridori?

Il rapporto tra il corridore e il massaggiatore è speciale. Vi chiederete: perché la corsa? Non abbiamo parlato finora del massaggio sportivo in termini generali? Sì, è così. Ma la corsa ha delle particolarità che meritano un capitolo a parte. È uno sport che, a causa dell'impatto ripetitivo e della natura unilaterale, tende a generare squilibri muscolari e sovraccarichi specifici che un massaggiatore esperto può identificare e trattare in modo efficace.

Vi starete chiedendo in che modo il massaggio sportivo può aiutarvi a migliorare le vostre prestazioni in pista, su strada o sul sentiero? Ci sono diversi modi e in questo capitolo faremo un'immersione profonda in ognuno di essi. Vi prometto che sarà un viaggio affascinante, ricco di scoperte e, spero, di spunti da applicare alla vostra corsa.

Ma prima, lasciatemi fare una confessione. Sono un'appassionata di corsa. Sì, anche se la mia specialità è il massaggio sportivo, sono anche un corridore appassionato. In effetti, è stato proprio l'amore per la corsa a spingermi a esplorare il mondo del massaggio. In questo capitolo, quindi, non solo condividerò con voi le ultime ricerche e tecniche nel campo del massaggio della corsa, ma anche la mia esperienza personale e quella dei molti corridori con cui ho avuto il piacere di lavorare nel corso degli anni.

Allora, siete pronti a esplorare l'entusiasmante mondo della corsa e della sinergia del massaggio? Siete pronti a scoprire come il massaggio può trasformare la vostra corsa e portare le vostre prestazioni a nuovi livelli? Vi assicuro che sarà un viaggio entusiasmante. Quindi allacciate le scarpe da corsa, fate un respiro profondo e preparatevi all'avventura.

Volete unirvi a noi in questo affascinante viaggio verso prestazioni ottimali? Continuate a leggere, perché quello che segue vi farà ricredere su tutto quello che sapevate sulla corsa e sul massaggio sportivo.

Ora, immaginate per un momento di essere alla linea di partenza di una gara. L'energia è elettrica. La tensione è palpabile. Il pistolero alza la pistola. Bam. State correndo. I muscoli si tendono e si rilassano a ogni passo, il cuore batte nel petto. È una sinfonia di movimenti, una danza di potenza e resistenza. Ma cosa succede dietro le quinte, cosa succede nel vostro corpo quando correte?

La risposta, in una parola, è: molto. I muscoli delle gambe e dei piedi si contraggono e si rilassano centinaia o addirittura migliaia di volte. Le articolazioni sopportano l'impatto di ogni passo. Il sistema cardiovascolare lavora duramente per fornire ossigeno e nutrienti alle cellule. I polmoni inspirano ed espirano aria a un ritmo frenetico. È un vero miracolo della fisiologia umana. Ma, come ogni macchina ben oliata, il vostro corpo ha bisogno di manutenzione per mantenersi in ottime condizioni. È qui che entra in gioco il massaggio sportivo.

Il massaggio sportivo è, in sostanza, una forma di manutenzione del corpo. Come ha spiegato Jack Meagher, uno dei pionieri del massaggio sportivo, nel suo libro "The Sport of Massage" (1980), il massaggio sportivo può aiutare a prevenire gli infortuni, migliorare le prestazioni e accelerare il recupero dopo l'allenamento o la gara. Ma come funziona il massaggio sportivo per i corridori?

In primo luogo, il massaggio può contribuire a migliorare la flessibilità e l'ampiezza dei movimenti, due fattori chiave per una corsa efficiente. Avete mai sentito rigidità nei muscoli dopo una corsa lunga o intensa? Questo perché la corsa, soprattutto ad alta intensità, può causare piccoli strappi nelle fibre muscolari, che a loro volta possono portare a infiammazioni e rigidità. Il massaggio sportivo può aiutare ad alleviare questa rigidità, migliorando la flessibilità e la gamma di movimenti.

D'altra parte, c'è anche il ruolo del massaggio nel migliorare la circolazione sanguigna. Durante un massaggio, il terapeuta utilizza tecniche specifiche per migliorare la circolazione sanguigna e il flusso linfatico. Questo aiuta a eliminare i prodotti di scarto del metabolismo muscolare, come l'acido lattico, che si accumulano durante l'esercizio e possono contribuire alla sensazione di fatica e di indolenzimento muscolare. In questo modo, il massaggio può contribuire ad accelerare il recupero post-gara, consentendo di tornare in pista più velocemente e con più energia.

E non dimentichiamo il beneficio forse più ovvio, ma non meno importante, del massaggio: il sollievo dal dolore. I corridori, soprattutto quelli che percorrono lunghe distanze, spesso accusano indolenzimenti muscolari dovuti al sovraccarico e all'affaticamento. In questo caso, il massaggio sportivo può svolgere un ruolo fondamentale. Aiutando a rilassare i muscoli tesi e a migliorare la circolazione, il massaggio può alleviare efficacemente il dolore, permettendo di godersi meglio le corse e, cosa forse più importante, di prevenire gli infortuni.

È affascinante, non è vero, come una pratica così semplice come il massaggio possa avere così tanti benefici per i corridori? Ma la scienza e l'esperienza non mentono. Infatti, numerosi studi e testimonianze di corridori d'élite confermano quanto stiamo discutendo.

Per esempio, Tom Goom, fisioterapista specializzato nella corsa e autore del libro "Running Physio" (2021), descrive come il massaggio sportivo possa essere uno strumento prezioso per i corridori: "Il massaggio può aiutare ad alleviare la tensione muscolare, migliorare la flessibilità, ridurre la sensazione di fatica e promuovere un senso di benessere generale". È una parte importante della cura di sé per molti corridori".

Ma non fidatevi solo della mia parola e di quella di Tom. Considerate il caso di Paula Radcliffe, maratoneta britannica e detentrice del record mondiale. Nel suo libro "How to Run" (2007), la Radcliffe indica il massaggio sportivo come uno dei suoi segreti per mantenere il suo corpo in ottime condizioni di corsa. E non è la sola. Da Mo Farah a Eliud Kipchoge, molti dei migliori corridori del mondo attribuiscono al massaggio sportivo un ruolo importante nel loro successo.

Immaginate per un attimo di essere uno di loro. Siete alla linea di partenza della vostra gara più importante. Vi siete allenati duramente per mesi, avete curato la vostra dieta e dormito bene. Ma c'è qualcos'altro che avete fatto, qualcosa che vi distingue da molti altri corridori. Avete inserito il massaggio sportivo nella vostra routine di allenamento. E lo sentite. Si sente che i muscoli sono più rilassati, più flessibili. Sentite l'energia che scorre liberamente nel vostro corpo. Siete pronti. Sapete che darete il meglio di voi stessi.

Cosa ne pensate, non vi sembra incredibile, non vi piacerebbe sperimentare questo nella vostra carriera?

Ma aspettate, c'è di più. Perché, anche se finora abbiamo parlato dei benefici fisici del massaggio sportivo, non possiamo dimenticare quelli mentali. La corsa, si sa, è una prova tanto mentale quanto fisica. La capacità di rimanere concentrati, di gestire il dolore, di tenere alto il morale quando il gioco si fa duro, è fondamentale. Anche in questo caso, il massaggio può essere uno strumento prezioso.

La connessione mente-corpo, come accennato nel Capitolo 1, è un aspetto fondamentale della salute generale e delle prestazioni atletiche. Grazie al massaggio, possiamo rilassarci, alleviare lo stress e migliorare il nostro umore, tutti fattori che possono avere un impatto significativo sulla nostra mentalità durante la corsa.

Spero che tutto questo vi dia una nuova prospettiva sul massaggio e sulla corsa.

Ma lascia che ti chieda una cosa, caro lettore: potresti immaginare per un momento come sarebbe se applicassi tutto ciò che abbiamo discusso finora al tuo allenamento di corsa? Potresti vedere, sentire, come le tue prestazioni migliorano, come i tuoi muscoli si sentono più rilassati e meno doloranti dopo l'allenamento, come hai più energia durante le gare? Non ti sembra un sogno che diventa realtà?

E questo, caro lettore, non è solo un sogno. È una possibilità reale, a portata di mano se si è disposti a prendere una decisione e a impegnarsi. Come dice Peter Drucker, il famoso guru del management, nel suo libro "The Practice of Management" (1954): "Ovunque ci sia un'impresa di successo, qualcuno ha preso una decisione coraggiosa". Questa è la vostra occasione per prendere una decisione coraggiosa per la vostra salute e le vostre prestazioni sportive.

Il massaggio sportivo è uno strumento potente, che può farvi raggiungere nuovi traguardi nella vostra passione per la corsa. Ma, come tutti gli strumenti, per essere efficace deve essere usato correttamente. Ecco perché in questo libro abbiamo cercato di fornire una panoramica completa e fondata del massaggio sportivo e del suo ruolo nelle prestazioni dei corridori. Abbiamo citato scienziati, professionisti del massaggio e corridori d'élite a sostegno delle nostre opinioni. Abbiamo cercato di rendere questo viaggio il più possibile coinvolgente e facile da seguire, utilizzando esempi, umorismo e una narrazione accattivante.

Ora, se posso, vorrei darvi un'anticipazione di ciò che verrà. Nel prossimo capitolo esploreremo l'affascinante mondo dell'automassaggio e degli strumenti di massaggio. Sarete sorpresi di quante tecniche di massaggio possiate applicare da soli e di come alcuni strumenti di massaggio semplici ed economici possano migliorare la vostra esperienza di massaggio. Chi ha bisogno di una massaggiatrice personale quando potete essere voi stessi la vostra massaggiatrice, giusto? Allora, siete pronti a intraprendere questo viaggio entusiasmante con noi? Siete pronti a portare le vostre prestazioni professionali a un livello superiore?

Ne sono certo. Allora, coraggio, caro lettore. Andiamo insieme alla prossima pagina. Perché, in fin dei conti, è questo che siamo: compagni di viaggio, amici. E, come un buon amico, sono qui per aiutarvi, sostenervi, guidarvi. E sono sicuro che, insieme, potremo rendere questo viaggio indimenticabile. Allora che ne dite, ci vediamo nel prossimo capitolo?

Capitolo 24: Strumenti per la casa: imparare le tecniche di automassaggio e l'uso degli strumenti di massaggio

Benvenuto, amico mio, in questo capitolo in cui esploreremo un territorio molto personale e potenziante. Hai mai avuto la sensazione di voler alleviare da solo quel nodo alla spalla o quel dolore fastidioso al polpaccio? Hai mai desiderato di poter alleviare da solo il dolore e la tensione dopo un allenamento intenso? Se è così, sarete felici di sapere che non siete soli e che, in questo capitolo, inizieremo a esplorare proprio questa possibilità.

Stiamo parlando di tecniche di automassaggio e di strumenti di massaggio che potete utilizzare a casa, per portare il vostro recupero e la cura di voi stessi a un nuovo livello. Questo è importante per diversi motivi. Innanzitutto, vi offre un grado di indipendenza e di controllo sul vostro benessere e sulla vostra guarigione che poche altre cose possono eguagliare. Inoltre, consente di affrontare immediatamente qualsiasi disagio o tensione che si possa avvertire, senza dover aspettare il prossimo appuntamento per il massaggio.

Ma prima che iniziate a immaginare di fare massaggi professionali a casa vostra, lasciatemi chiarire una cosa. L'intenzione non è quella di sostituire un massaggiatore professionista o un massaggiatore sportivo. Questi hanno anni di formazione ed esperienza che permettono loro di comprendere e trattare a fondo una varietà di condizioni e lesioni. L'obiettivo dell'automassaggio e dell'uso di strumenti per il massaggio domestico è quello di integrare i benefici del massaggio professionale e di fornire un mezzo per prendersi cura di se stessi e delle proprie esigenze in modo immediato e costante.

Immaginate di aver terminato un allenamento lungo ed estenuante. I muscoli sono stanchi e forse un po' indolenziti. Fate una doccia, vi cambiate con abiti comodi e vi sistemate nel vostro spazio preferito a casa. Invece di aspettare passivamente che il dolore e la fatica si attenuino, prendete il controllo. Vi armate di un semplice strumento per il massaggio, o magari solo delle vostre mani, e iniziate a lenire i muscoli doloranti e tesi.

Come vi sentite ora, notate come il vostro corpo vi sia grato per il sollievo, notate come iniziate a rilassarvi, come la vostra mente diventi più calma mentre il vostro corpo viene liberato dal dolore e dalla tensione? Questo, amico mio, è il potere dell'automassaggio e dell'uso di strumenti di massaggio a casa. Ed è quello che esploreremo in questo capitolo.

Siete pronti a iniziare questo viaggio alla scoperta di voi stessi e della cura di voi stessi? Siete pronti a imparare come potete prendere il controllo del vostro benessere e migliorare il vostro recupero? Siete pronti a cambiare il modo in cui vi prendete cura di voi stessi dopo gli allenamenti e le gare? Se sì, continuate a leggere. Perché questo viaggio sta per iniziare e vi assicuro che sarà affascinante. Siete con me?

Quali sono esattamente le tecniche di automassaggio e gli strumenti di massaggio di cui stiamo parlando? Sarete felici di sapere che in realtà coprono un ampio spettro di possibilità. Ma prima di immergerci nei dettagli, permettetemi di citare un'autrice che ha svolto ricerche approfondite in questo campo. Nel suo libro "The Art of Self-Massage" (2015), Diana

Del Monte condivide una saggezza molto significativa. Dice: "L'automassaggio non è solo una tecnica; è una forma di conoscenza di sé e di cura di sé". E non potrei essere più d'accordo con lei.

Abbiamo mai pensato a quali strumenti versatili e potenti abbiamo a portata di mano? Pensateci: le vostre mani possono essere morbide come una piuma, per un massaggio superficiale che allevia lo stress e rilassa la mente. Ma possono anche essere ferme e forti, capaci di raggiungere gli strati più profondi del tessuto muscolare e di sciogliere le tensioni persistenti.

Ora, immaginate di poter sfruttare il potere delle vostre mani con le giuste conoscenze e tecniche: non vi sembra eccitante? Immaginate di farvi fare un massaggio ai piedi dopo una giornata di camminate faticose, per lenire ogni muscolo dolorante e ogni punto di tensione. O di liberare le vostre spalle da quel fastidioso nodo che vi ha assillato per tutto il giorno. Riuscite a sentire il vostro corpo rilassarsi e la vostra mente seguirne l'esempio?

Ma non limitatevi alle sole mani. Esiste una serie di strumenti per il massaggio che potete utilizzare a casa per portare la vostra esperienza di automassaggio a un livello superiore. Alcuni di questi strumenti possono essere piuttosto semplici, come una pallina da tennis o un asciugamano arrotolato. Altri possono essere più sofisticati, come i rulli di schiuma, le pistole per il massaggio a percussione o persino i dispositivi di elettrostimolazione.

La bellezza di questi strumenti sta nella loro versatilità e accessibilità. Non è necessario essere un terapista del massaggio sportivo o avere una laurea in fisiologia per usarli in modo efficace. È sufficiente avere una conoscenza di base del funzionamento dei muscoli e di come questi strumenti possono aiutare ad alleviare la tensione e il dolore.

Ora, state iniziando a vedere le possibilità, riuscite a percepire come questa conoscenza vi dia potere, come vi permetta di prendere il controllo del vostro benessere e della vostra guarigione? Non so voi, ma io lo trovo piuttosto eccitante.

Tuttavia, ricordate quanto detto prima sul fatto di non cercare di sostituire un massaggiatore professionista. Nel suo "The Science of Sports Massage" (2018), il dottor Aaron Mattes ci ricorda che "l'automassaggio non sostituisce il lavoro professionale, ma è un valido aiuto". È fondamentale ricordarlo mentre andiamo avanti.

Ma per ora permettetemi di farvi una domanda: cosa fareste se aveste gli strumenti e le tecniche per alleviare il vostro dolore e la vostra tensione? Come cambierebbe il vostro recupero e il vostro benessere? Come vi sentireste se foste più in sintonia con il vostro corpo e foste in grado di alleviare il vostro dolore e la vostra tensione in modo efficace? Mi sembra che sarebbe un'esperienza molto liberatoria.

Ora, permettetemi di condividere con voi una storia sull'automassaggio che ho trovato particolarmente stimolante. Si tratta di un maratoneta di nome Carlos. Carlos, come molti corridori, lottava con dolori muscolari cronici e frequenti infortuni. Aveva provato di tutto, dalla modifica della forma di corsa ai giorni di riposo. Ma nulla sembrava funzionare.

Finché non ha scoperto l'automassaggio. Attraverso la ricerca e la sperimentazione, Carlos ha imparato a utilizzare una serie di strumenti e tecniche di automassaggio per alleviare le proprie tensioni e i propri disagi. Ha iniziato a usare una pallina da tennis per sciogliere i punti di tensione nei piedi e un rullo di schiuma per lavorare sulla fascia elastica.

Quando Carlos ha incorporato l'automassaggio nella sua routine di recupero, ha iniziato a notare dei cambiamenti. I dolori muscolari sono diminuiti e gli infortuni sono diventati meno frequenti. Ma non solo. Carlos ha anche iniziato a sentirsi più in sintonia con il suo corpo. Si rese conto di poter individuare e risolvere i problemi prima che diventassero lesioni gravi. Secondo le sue stesse parole, l'automassaggio non solo lo ha reso un corridore migliore, ma anche un miglior custode del proprio corpo.

Ora, lasciatemi chiarire una cosa. La storia di Carlos non è unica. Ci sono innumerevoli storie di persone che hanno utilizzato con successo l'automassaggio per alleviare il dolore, migliorare la mobilità e migliorare le proprie prestazioni. Cito Bessel Van der Kolk, esperto riconosciuto nel campo dei traumi e autore del libro "The Body Keeps the Score" (2014), che dice: "La cura di sé è essenziale e può essere semplice come farsi un massaggio per ridurre lo stress e rilassare il corpo".

Siete pronti a scoprire come applicare le tecniche di automassaggio nella vostra vita, a seguire le orme di Carlos e ad assumere un ruolo più attivo nel vostro benessere e nella vostra guarigione? Perché nella prossima sezione ci addentreremo in alcune tecniche e strumenti specifici per l'automassaggio che potete iniziare a usare oggi stesso.

Ma prima, prendetevi un momento di riflessione. Immaginate di farvi un massaggio dopo un duro allenamento. Sentite i muscoli rilassarsi e la tensione sciogliersi. Immaginate la sensazione di potere che deriva dalla consapevolezza di avere gli strumenti per prendervi cura di voi stessi. Non è meraviglioso?

Quindi, fai un respiro profondo, caro lettore. Perché stiamo per intraprendere un viaggio emozionante verso la cura di sé e il potenziamento. E ricorda: questo è un viaggio che facciamo insieme. Perché nel mondo del massaggio sportivo siamo tutti nella stessa squadra, alla ricerca del benessere e delle massime prestazioni. È il momento di dotarsi degli strumenti e delle tecniche che possono trasformare la vostra vita.

A tal fine, nella prossima sezione esploreremo alcuni movimenti di automassaggio di base. Vi mostrerò come usare le mani, un foam roller, una pallina da tennis e altri strumenti semplici ed efficaci che potete facilmente trovare in casa o acquistare a un costo minimo.

Naturalmente, ogni corpo è unico e ciò che funziona per una persona può non funzionare per un'altra. Ma non preoccupatevi. Nel corso di questo percorso, vi incoraggerò ad ascoltare il vostro corpo, ad adattare le tecniche alle vostre esigenze e a sperimentare finché non troverete ciò che funziona meglio per voi. Non sentitevi obbligati a fare tutto alla perfezione fin dall'inizio. Ricordate che si tratta di un processo di apprendimento e che ogni piccolo passo che fate vi porta un po' più vicino al vostro obiettivo di cura di voi stessi e di potenziamento.

Ora, mentre ci prepariamo a immergerci nelle tecniche e negli strumenti dell'automassaggio, permettetemi di darvi una piccola anticipazione di ciò che potete aspettarvi. Immaginate di poter sciogliere quel fastidioso punto di tensione nel collo dopo una lunga giornata di lavoro. Immaginate di poter alleviare il dolore alle gambe dopo una corsa impegnativa o una lunga passeggiata. Immaginate di poter calmare la vostra mente e rilassarvi profondamente alla fine di una giornata intensa.

Ma non è tutto. Oltre all'apprendimento di tecniche e strumenti di automassaggio, vi offrirò anche consigli su come incorporare queste pratiche nella vostra routine quotidiana, su come adattarle alle vostre esigenze e su come rimanere motivati a lungo termine. Perché, in fin dei conti, l'automassaggio non è solo una tecnica, ma uno stile di vita.

Allora, siete pronti a fare questo passo entusiasmante verso la cura di sé e il potenziamento? Siete pronti a imparare a prendervi cura del vostro corpo nello stesso modo in cui vi prendete cura della vostra mente e del vostro spirito? Se la risposta è sì, non vedo l'ora di iniziare questo viaggio con voi.

Quindi fate un respiro profondo, sorridete e preparatevi a tuffarvi nel meraviglioso mondo dell'automassaggio. Vi prometto che sarà un viaggio emozionante, impegnativo e, soprattutto, estremamente gratificante.

E ricordate: a ogni passo, io sono qui con voi, a fare il tifo per voi, a sostenervi e a festeggiare ogni piccolo risultato. Perché, in fin dei conti, siamo una squadra. E insieme possiamo raggiungere qualsiasi obiettivo.

Pronti per il prossimo capitolo? Un mondo di benessere e relax vi aspetta. Ci vediamo lì.

Capitolo 25: Il futuro del massaggio sportivo: esplorare le frontiere della genetica e della nanotecnologia

Se state leggendo queste righe, probabilmente avete già sperimentato i benefici del massaggio sportivo nella vostra vita. Avete sentito come il vostro corpo e la vostra mente si sono evoluti, come le vostre prestazioni sono migliorate e come, a poco a poco, il dolore e la tensione sono scomparsi. Ma vi siete mai chiesti cosa riserva il futuro alla scienza del massaggio sportivo? C'è all'orizzonte una rivoluzione ancora più trasformativa che cambierà per sempre la nostra comprensione e la pratica del massaggio?

Ebbene, amico mio, devo dirti che stiamo per intraprendere un viaggio incredibilmente emozionante. In questo capitolo ci avventureremo nel futuro del massaggio sportivo, esplorando le promettenti frontiere della genetica e della nanotecnologia. Siete incuriositi? Allora tenetevi forte perché questo viaggio sarà elettrizzante.

Immaginate di poter conoscere in anticipo la vostra predisposizione genetica a certi tipi di infortuni o a un recupero più lento: come cambierebbe il vostro approccio all'allenamento, alle gare e alla cura di voi stessi? Non si tratta di un'idea fantascientifica. In realtà, siamo sull'orlo di un'era in cui la genetica personalizzata svolgerà un ruolo cruciale nel modo in cui comprendiamo, preveniamo e trattiamo gli infortuni sportivi.

I test genetici sono sempre più disponibili e accessibili. Anche se stiamo ancora imparando a interpretare e applicare queste informazioni, ci sono già indicazioni convincenti che i nostri geni possono darci indizi preziosi su come il nostro corpo risponde allo stress fisico, alle lesioni e al recupero. Affascinante, non credete?

Ma non è tutto. Oltre alla genetica, la nanotecnologia è pronta a rivoluzionare il massaggio sportivo. Ora vi starete chiedendo: "Le nanotecnologie? Che rapporto hanno con il massaggio?" Ebbene, lasciate che vi illumini.

La nanotecnologia si riferisce alla manipolazione dei materiali su scala estremamente ridotta - stiamo parlando di particelle piccole come atomi e molecole. A questa scala, i materiali possono avere proprietà completamente diverse da quelle che hanno su scale più grandi, e queste proprietà possono essere utilizzate in modi incredibilmente innovativi.

Nel contesto del massaggio sportivo, questo potrebbe tradursi nella creazione di creme o bendaggi per il massaggio contenenti particelle nanotecnologiche progettate per favorire il recupero muscolare, ridurre l'infiammazione o addirittura migliorare la circolazione. Inoltre, le nanotecnologie potrebbero consentire la creazione di indumenti sportivi che favoriscono il recupero muscolare e ottimizzano le prestazioni, offrendo al contempo un massaggio in movimento.

Interessante, vero? Vi assicuro che questo è solo l'inizio. Allora, siete pronti a scavare più a fondo? Nelle parti successive di questo capitolo esploreremo ulteriormente queste innovazioni e scopriremo come possono cambiare il modo di affrontare il massaggio sportivo e la cura del corpo in generale.

Ma prima torniamo per un attimo alla genetica. Vi siete mai fermati a pensare alla grandezza di ciò che significa avere una mappa dei propri geni? Secondo Francis Collins, autore di "The Language of God: A scientist presents evidence for what to believe" (2006), la genetica è "la lingua con cui Dio ha scritto la vastità dell'universo". Ora, grazie ai progressi del sequenziamento genetico, stiamo iniziando a decifrare quel linguaggio e a capire come i nostri geni possano influenzare la nostra salute, le prestazioni e il recupero.

Queste conoscenze genetiche stanno diventando sempre più importanti nel campo dello sport. Infatti, lo studio della "genetica dello sport" è un'area di ricerca emergente che cerca di capire come le nostre varianti genetiche individuali possano influenzare le nostre prestazioni sportive, la nostra resistenza, la nostra suscettibilità agli infortuni e la nostra capacità di recupero dagli infortuni. Alcuni ricercatori, come Claude Bouchard e il suo team in "Genetics of human physical performance" (2012), hanno già identificato alcuni geni che sembrano avere un ruolo in queste aree.

Immaginate ora un mondo in cui, prima di iniziare un programma di allenamento, vi sottoponete a un'analisi genetica. Questa analisi potrebbe rivelare, ad esempio, se siete geneticamente predisposti a trarre maggiori benefici da certi tipi di allenamento, se avete una maggiore predisposizione a certi infortuni o se avete bisogno di più tempo per recuperare dopo l'esercizio.

Questa conoscenza non solo potrebbe aiutarvi a ottimizzare l'allenamento e a prevenire gli infortuni, ma potrebbe anche essere estremamente utile per il vostro massaggiatore sportivo. Grazie a una comprensione più approfondita delle vostre esigenze genetiche individuali, il terapeuta potrebbe personalizzare le sedute di massaggio per massimizzare i benefici e ridurre al minimo i rischi. Non è fantastico?

Ma non restiamo solo nel mondo della genetica. Anche le nanotecnologie hanno molto da offrire. Come già accennato, le nanotecnologie possono consentire la creazione di prodotti per il massaggio topico, come creme o medicazioni, che contengono particelle nanotecnologiche con proprietà benefiche.

Non si tratta di fantascienza. Ci sono già aziende che stanno esplorando questa idea. Ad esempio, uno studio in "Nanomedicine in drug delivery" (2013) di Arora, Sharma e Sharma, parla di come le nanoparticelle possano essere utilizzate per veicolare i farmaci in modo più efficace.

Immaginate ora una crema per massaggi sportivi che contenga nanoparticelle progettate per rilasciare antinfiammatori direttamente nel tessuto muscolare quando viene massaggiata sulla pelle. Oppure un bendaggio che, una volta applicato, rilascia composti che aiutano ad accelerare il recupero da un infortunio. Vedete il potenziale?

E sì, siamo ancora agli inizi di queste tecnologie. Ma è chiaro che il futuro del massaggio sportivo è entusiasmante e ricco di possibilità. Ma queste tecnologie non si limitano ai prodotti topici o all'abbigliamento sportivo. Sono infatti in fase di sperimentazione in una serie di applicazioni per la salute e le prestazioni sportive.

Immaginate di essere sul campo da calcio o sulla pista di atletica. Vi siete allenati duramente e sentite la tensione nei muscoli. All'improvviso, sentite uno strappo. Vi siete fatti male. A questo punto, i protocolli di trattamento attuali probabilmente includono riposo, ghiaccio, compressione ed elevazione. Ma se potessimo fare di più?

È qui che entrano in gioco le nanotecnologie. Invece di applicare semplicemente un bendaggio, immaginate di poter applicare un bendaggio infuso con nanoparticelle. Queste nanoparticelle potrebbero essere progettate per svolgere diverse funzioni, come rilasciare farmaci antinfiammatori direttamente nella lesione, promuovere la rigenerazione del tessuto muscolare o persino fornire un biofeedback per monitorare il recupero.

È vero che siamo ancora agli inizi della comprensione di come queste nanotecnologie possano essere utilizzate nel contesto del massaggio sportivo e del recupero degli infortuni. Ma i progressi stanno avvenendo rapidamente. Come sottolinea Richard Feynman in "There's Plenty of Room at the Bottom" (1959), il potenziale delle nanotecnologie è virtualmente illimitato. E come stiamo vedendo, questo potenziale si estende al mondo del massaggio sportivo.

Ma se potessimo fare un ulteriore passo avanti, se potessimo usare queste tecnologie per prevenire le lesioni prima che si verifichino? Anche in questo caso, la genetica e la nanotecnologia potrebbero essere la risposta.

Abbiamo già parlato di come i test genetici possano aiutarci a capire la nostra predisposizione a certi tipi di lesioni. Ma le nanotecnologie potrebbero permetterci di monitorare la nostra salute e le nostre prestazioni in tempo reale, segnalando tempestivamente un potenziale infortunio prima che si verifichi. Immaginate un futuro in cui il vostro abbigliamento sportivo sia dotato di sensori nanotecnologici in grado di rilevare sottili cambiamenti nella vostra biochimica o biomeccanica e di avvertire voi - e il vostro massaggiatore - di un problema prima che diventi un infortunio.

Questo potrebbe cambiare radicalmente il modo in cui ci approcciamo al massaggio sportivo. Invece di essere un intervento reattivo applicato dopo un infortunio o una prestazione sportiva, il massaggio sportivo potrebbe diventare parte integrante di un approccio proattivo al mantenimento della salute e alla prevenzione degli infortuni.

Naturalmente, questi sono solo alcuni dei modi in cui la genetica e le nanotecnologie potrebbero cambiare il futuro del massaggio sportivo. Mentre ci muoviamo verso quel futuro, è fondamentale continuare a chiedersi: come possiamo usare queste tecnologie per migliorare la nostra salute e le nostre prestazioni? Come possiamo garantire che siano usate in modo etico e sicuro? Come possiamo renderle disponibili a tutti, non solo a una ristretta élite?

Spero che questo viaggio di esplorazione e scoperta dell'affascinante mondo del massaggio sportivo vi abbia affascinato e stimolato quanto me. I progressi della genetica e della nanotecnologia sono solo una parte di un quadro più ampio di innovazione ed evoluzione nel campo del massaggio sportivo. Forse non passerà molto tempo prima di vedere queste innovazioni nelle nostre case, palestre e cliniche sportive.

Come voi, mi sento inebriato dalle possibilità. Ma mentre guardiamo avanti, dobbiamo anche ricordarci di guardare indietro. Come disse Isaac Newton in una lettera al suo rivale Robert Hooke nel 1675, "Se ho visto più lontano, è perché sono seduto sulle spalle di giganti". In questo viaggio, abbiamo avuto la fortuna di sedere sulle spalle di giganti: quei pionieri e visionari del massaggio sportivo le cui idee e scoperte hanno gettato le basi per l'entusiasmante futuro che ora possiamo intravedere.

Eppure, mentre ci avviciniamo alla fine di questo viaggio insieme, non posso fare a meno di provare un senso di malinconia. È stato un privilegio e un piacere condividere questo viaggio con voi, svelare insieme i misteri del massaggio sportivo, esplorare nuovi orizzonti e sognare le possibilità del futuro. Nelle pagine di questo libro ho cercato di farvi sentire non solo lettori, ma anche amici. E devo confessare che, strada facendo, ho sviluppato un profondo affetto per voi, apprezzando la vostra costante compagnia in questa meravigliosa avventura.

Quindi, in quest'ultima tappa del nostro viaggio insieme, vorrei esprimervi i miei più sinceri ringraziamenti. Grazie per esservi uniti a me in questa esplorazione, per il vostro interesse e la vostra curiosità, per la vostra disponibilità a fare domande e a imparare. È stato un onore avere l'opportunità di guidarvi attraverso le complessità del massaggio sportivo e spero che abbiate trovato questo viaggio altrettanto gratificante e arricchente quanto me.

Anche se questo capitolo, questo libro, si conclude, la storia del massaggio sportivo continua. Continuerà a evolversi e a cambiare, proprio come noi. Spero che, armati delle conoscenze e della comprensione che avete acquisito in queste pagine, vi troviate ben equipaggiati per navigare in questo entusiasmante futuro.

Infine, desidero augurarvi il meglio nel vostro percorso, nello sport, nella vita e in tutto ciò che vi aspetta. Spero che questo libro vi abbia dato gli strumenti e l'ispirazione necessari per sfruttare al meglio il vostro potenziale, per prendervi cura del vostro corpo e della vostra mente e per affrontare le sfide che potrete incontrare con fiducia e determinazione.

Qualunque sia il vostro percorso, ricordate: potrete sempre dare il meglio di voi stessi, perché avete la scienza del massaggio sportivo dalla vostra parte.

Addio: Oltre il massaggio: come la consapevolezza del corpo può

Cara amica, è stato un viaggio pieno di conoscenze, scoperte e crescita. Spero che porterai con te non solo le informazioni e le abilità che abbiamo esplorato insieme, ma anche un più profondo apprezzamento dell'incredibile meraviglia che è il tuo corpo e di tutto ciò che può raggiungere.

Abbiamo esplorato l'universo sotto la pelle, comprendendo come il massaggio sportivo possa essere uno strumento prezioso per migliorare la salute, il benessere e le prestazioni. Abbiamo imparato a conoscere l'arte del tocco, la connessione tra corpo e mente e l'influenza della biomeccanica sulla pratica del massaggio sportivo.

Abbiamo approfondito argomenti diversi come il ruolo del massaggio nella gestione dello stress, nell'alleviamento del dolore cronico, nella prevenzione delle lesioni e nel miglioramento della salute dell'apparato digerente. Inoltre, abbiamo esplorato le ultime innovazioni tecnologiche nel campo del massaggio sportivo e abbiamo visto come queste possono cambiare il modo in cui ci prendiamo cura di noi stessi e ci curiamo.

Naturalmente, questo viaggio non finisce qui. Questo libro è solo l'inizio. Vi invito a continuare a imparare e a crescere, a esplorare nuove tecniche e approcci, a integrare il massaggio sportivo nella vostra routine quotidiana e a scoprire da soli i molti modi in cui può migliorare la vostra vita.

Vi consiglio di approfondire la pratica del massaggio sportivo, magari frequentando corsi o workshop, oppure cercando un mentore esperto che possa guidarvi nel vostro percorso.

Con questo mi congedo da voi con il cuore pieno di gratitudine e affetto. Che questa conoscenza vi guidi e vi sostenga nel vostro cammino verso l'eccellenza, sia nello sport che nella vita. Che il benessere e la realizzazione siano i vostri compagni costanti.

Con tutto il mio amore,

Antonio Jaimez.

Un ultimo favore

Caro

Spero che vi sia piaciuto leggere il mio libro. Vorrei ringraziarvi per aver trovato il tempo di leggerlo e spero che abbiate trovato valore nel suo contenuto. Oggi vi scrivo per farvi una richiesta molto importante.

Come autore indipendente, le recensioni sono estremamente preziose per me. Non solo mi aiutano a ottenere un feedback prezioso sul mio lavoro, ma possono anche influenzare la decisione di altri lettori di acquistare il libro. Se poteste dedicare qualche minuto a lasciare una recensione onesta su Amazon, mi sareste di grande aiuto.

Ancora una volta, grazie per aver trovato il tempo di leggere il mio libro e per aver preso in considerazione la mia richiesta di recensione. Il vostro feedback e il vostro sostegno significano molto per me come autrice indipendente.

Potete trovare altri libri su questo argomento sulla mia pagina autore di Amazon.

https://www.amazon.es/~/e/B0C4TS75MD

Potete anche visitare il mio sito www.libreriaonlinemax.com dove troverete tutti i tipi di ipnosi spiegati in dettaglio, ipnoterapie, risorse gratuite e corsi per esperti. Potete anche utilizzare il seguente codice QR:

Cordiali saluti,

Antonio Jaimez

Printed by Amazon Italia Logistica S.r.l.
Torrazza Piemonte (TO), Italy

60638175R00109